ÉTUDE TOXICOLOGIQUE

SUR

L'EMPOISONNEMENT PAR LA CANTHARIDINE

ET PAR

LES PRÉPARATIONS CANTHARIDIENNES

PAR

L.-M.-V. GALIPPE

DOCTEUR EN MÉDECINE

Lauréat (médaille d'argent) de la Faculté de médecine de Paris,
Aide de clinique au Laboratoire de l'Hôpital des Cliniques,
Préparateur des Cours d'histoire naturelle à l'École supérieure de Pharmacie de Paris
et du Laboratoire des Hautes Études,
Pharmacien de première classe, Ancien interne en pharmacie des hôpitaux,
Membre de la Société de Biologie et de la Société d'Anthropologie.

PARIS

G. MASSON, ÉDITEUR

LIBRAIRE DE L'ACADÉMIE DE MÉDECINE

Boulevard Saint-Germain, en face l'École de médecine

1876

ÉTUDE TOXICOLOGIQUE

SUR

L'EMPOISONNEMENT PAR LA CANTHARIDINE

ET PAR

LES PRÉPARATIONS CANTHARIDIENNES

Paris. — PILLET et DUMOULIN, 5, rue des Grands-Augustins.

ÉTUDE TOXICOLOGIQUE

SUR

L'EMPOISONNEMENT PAR LA CANTHARIDINE

ET PAR

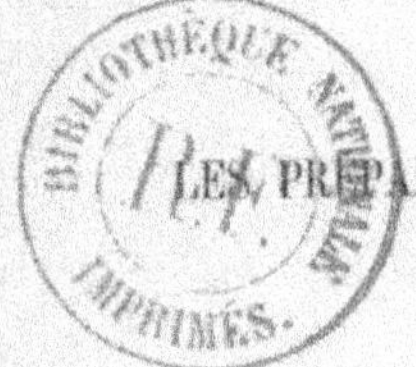

LES PRÉPARATIONS CANTHARIDIENNES

PAR

L.-M.-V. GALIPPE

DOCTEUR EN MÉDECINE

Lauréat (médaille d'argent) de la Faculté de médecine de Paris,
Aide de clinique au Laboratoire de l'Hôpital des Cliniques,
Préparateur des Cours d'histoire naturelle à l'École supérieure de Pharmacie de Paris
et du Laboratoire des Hautes Études,
Pharmacien de première classe, Ancien interne en pharmacie des hôpitaux,
Membre de la Société de Biologie et de la Société d'Anthropologie.

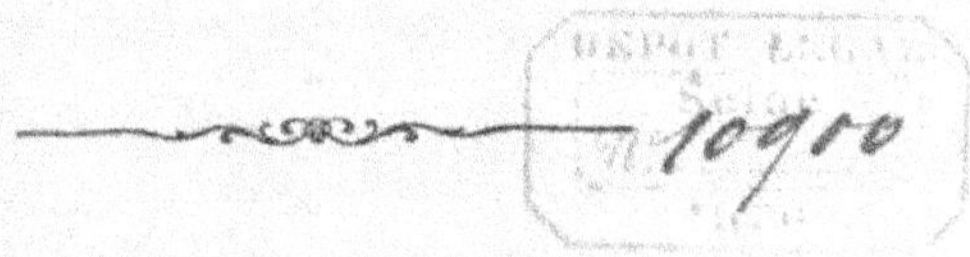

PARIS

G. MASSON, ÉDITEUR

LIBRAIRE DE L'ACADÉMIE DE MÉDECINE

Boulevard Saint-Germain, en face l'École de médecine

—

1876

AVANT-PROPOS

A vous lecteur bening et non rebelle
Ie commande ce bien petit libelle
Considérant que tout ne peux avoir
Et au pareil, ne peux-ie tout savoir :
Car pas ne suis Dioscoride ne Pline.

Donq si en moy n'y ha grand discipline
Et que ce livre ne monstre plus savez
Humainement les fautes recevez,
Si moins aussi, usez en sans mesprise,
En attendant doctrine plus exquise.
. . . . [1]

Ce travail a été présenté, dans son ensemble, en 1873, à
l'École de Pharmacie. Depuis nous l'avons modifié dans
quelques-unes de ses parties. Les conclusions auxquelles
nous étions arrivé en 1873 n'ont pas été sensiblement
modifiées, bien que nous ayons fait de nouvelles expériences; elles ont confirmé nos principaux résultats. Si

[1] *Enchirid* ou *manipul des Miropoles*, traduit par M. Dusseau (à Lion, par Jan de Tournes, 1561).

nous le publions aujourd'hui, ce n'est pas que nous nous fassions d'illusion sur sa valeur, mais c'est parce qu'il contient un grand nombre de faits, et les faits sont toujours utiles. Nos expériences ont été commentées dans des sens divers, avec plus ou moins d'exactitude, parce que nous n'avions publié qu'un court extrait de cette étude. Nous la livrons aujourd'hui aux appréciations de chacun, espérant qu'on voudra bien nous tenir compte d'un long labeur, d'une grande sincérité et du désir d'être utile.

Dans notre première étude, nous avions consacré un chapitre important à l'histoire naturelle des insectes vésicants. Mais sauf des recherches historiques qui nous étaient personnelles, nous n'avions pu que résumer les travaux des auteurs français et étrangers qui ont consacré leur vie à l'étude des insectes. On ne s'improvise pas entomologiste. Aussi avons-nous cru devoir retrancher de ce travail, déjà si étendu, ce chapitre, qui présentait néanmoins un grand intérêt, renvoyant le lecteur aux traités spéciaux et aux monographies publiées sur les insectes vésicants.

Nos expériences ont été faites dans le laboratoire de Physiologie de la Faculté de médecine. Aussi c'est pour nous un devoir bien doux de remercier M. le professeur Béclard de sa libérale hospitalité. Mais en revanche, nous avons la douleur de ne pouvoir plus confondre dans l'expression de notre gratitude notre malheureux ami, A. Muron, mort si prématurément, et M. le Dr Laborde !

Tous les deux, à la même époque, nous ont prodigué leurs conseils et nous ont donné l'appui de leur grande expérience avec un désintéressement et une bienveillance dont nous nous couserverons toujours le souvenir.

ÉTUDE TOXICOLOGIQUE

L'EMPOISONNEMENT PAR LA CANTHARIDINE

SUR LES PRÉPARATIONS CANTHARIDIENNES

CHAPITRE PREMIER.

HISTOIRE CHIMIQUE DES INSECTES VÉSICANTS.

Il n'est point possible d'étudier une substance au point de
vue toxicologique sans en faire à la fois l'histoire naturelle
et l'étude chimique. Nous avons dit dans notre préface,
pour quelles raisons nous avons éliminé de ce travail l'histoire naturelle des insectes vésicants ; nous n'avions pas les
mêmes motifs pour nous abstenir de traiter l'histoire chimique ; aussi nous nous proposons, dans ce chapitre, de
passer en revue les travaux de chimie les plus importants,
depuis les plus anciens jusqu'à ceux de nos jours, et de faire
voir ainsi quelle série d'efforts infructueux, tentés même
par des hommes de mérite, il a fallu pour arriver à la découverte du principe actif des insectes vésicants.

Le premier chimiste qui, à notre connaissance, se soit occupé de
l'analyse de la cantharide, est un savant professeur de Copenhague,
né en 1626, mort en 1690, *Olaus Borch*, en latin *Borrichius*. C'était en
même temps un médecin, un chimiste et un philologue très-distingué. Voici le résultat de ses recherches, consignées dans *Acta*

Hafniensia, V. IV. Il a tiré d'une once de cantharides distillées dans une retorte, en augmentant peu à peu l'action du feu, un peu plus d'une dragme d'huile épaisse, jaunâtre et fétide, avec une petite portion d'eau jaunâtre, et environ une demi-dragme de sel volatil urineux.

S'étant aperçu que ni cette huile, ni ce sel ne causaient de pustules sur la main lorsqu'on l'en frottait, il eut recours au microscope qui lui fit voir sur le corps et sur les pieds de ces insectes un millier de petites pointes, d'où il conclut que la qualité caustique des cantharides ne vient que de ces pointes, qui, s'introduisant dans les pores de l'épiderme, de même que celles dont les feuilles d'ortie sont couvertes causent sur la main, lorsqu'on les y applique, une sensation brûlante. Il ajoute que, si on a soin de les pulvériser finement avant de les appliquer, elles doivent agir plus lentement, par la raison que ces pointes sont brisées par la trituration. Il admet cependant que la force et l'énergie de ces pointes, sont considérablement augmentées par le sel volatil que ces insectes contiennent.

Hoffmann faisait plus particulièrement résider le principe actif des cantharides dans un corps volatil. C'est ainsi qu'on lit dans la *Médecine raisonnée*, que la vertu des cantharides vient d'un sel caustique extrêmement subtil.

Antonius Van Leeuwenhoek ne devait pas tarder à détruire la théorie de Borrichius, et nous lisons dans son livre intitulé : *Arcana naturæ detecta*, le récit de ses expériences sur la question. En voici la traduction : J'ai, dit-il, examiné des cantharides au microscope, et j'ai constaté que leurs pattes étaient munies de nombreux petits appendices très-aigus. Mais, de ce qu'on retrouve la même disposition dans les mouches, je n'ai pu me persuader que ces particules aiguës pussent causer des piqûres si nombreuses aux téguments, lorsque ces cantharides sont incorporées à un onguent, et que celui auquel on applique un emplâtre de cette nature en fût tellement transpercé, que leur action retentît jusqu'à la vessie.

C'est pourquoi, j'ai écrasé, avec un maillet, des cantharides enveloppées de papier, et je les ai mises dans de l'eau de pluie pure.

J'ai pris un peu de cette eau et je l'ai exposée à l'air, afin que les particules salines se prissent en cristaux, et, environ après une demi-heure, j'ai vu un grand nombre de particules salines, trois fois plus longues qu'elles n'étaient larges. Je pus cependant distinguer d'une façon certaine leur véritable forme.

Guidé par ce premier résultat, je pris une plus grande quantité d'eau, et je la laissai en repos pendant toute la nuit, pour voir si dans une plus grande quantité de liquide il se formerait des cristaux de plus grande dimension.

Dans cet espace de temps, l'eau s'évapora à peu près complétement, et il y avait tant de cristaux formés, que je pus distinguer parfaitement la forme de chacun d'eux.

Ces cristaux étaient en si grand nombre qu'ils formaient une masse blanche, et que c'était pour moi un grand plaisir de voir en même temps tant de cristaux si bien déterminés.

Beaucoup de ces cristaux avaient une extrémité rectangulaire, limitée par deux angles droits. L'autre extrémité au contraire était terminée par deux arêtes obliques formant entre elles un angle aigu.

Cependant, un grand nombre d'autres avaient une base oblique, l'extrémité supérieure était semblable à celle des cristaux précédents.

Peu de cristaux avaient deux côtés obliques.

Un petit nombre avaient deux côtés obliques, mais à un côté plus long était opposé un côté plus court.

Les arêtes les plus longues de tous ces cristaux étaient parallèles, mais ceux-ci étaient un peu épais, eu égard à leur longueur.

Aussi, j'ai extrait par l'action du feu l'huile et le principe volatil des cantharides. Mais je n'ai pu découvrir de cristaux ni dans l'huile ni dans le principe volatil. Ensuite j'ai agité cette huile ainsi que la partie volatile, avec de l'eau de pluie pure, pour amener plus facilement par cet expédient la formation des cristaux. J'ai vu alors différents cristaux qui d'abord étaient plans et tenus, à extrémité arrondie, et dont les côtés les plus longs se rapprochaient en se contournant.

J'ai observé ensuite, dans la partie volatile et dans l'huile, divers cristaux nageant, et formés de la même manière que les précédents, avec cette seule différence toutefois que, comparés à ceux-ci, ils étaient plus petits.

J'ai vu alors des cristaux à six faces dont quelques-uns étaient si petits qu'ils échappaient presque à la vue.

Même ayant calciné des cantharides, j'ai traité par l'eau le *caput mortuum*, afin que les particules salines fixées pussent se combiner avec l'eau.

Après avoir laissé en repos cette eau environ pendant deux jours, je l'ai abandonnée à l'évaporation lente, et j'ai découvert alors une grande quantité de cristaux, dont je n'ai pu distinguer l'aspect à cause de leur petitesse. Comme elle était presque complétement évaporée, j'ai pu voir quelques cristaux tout à fait carrés et très-petits. Il y en avait un certain nombre dont les côtés s'élevaient comme des pyramides, de la même façon que notre sel commun. J'y ai remarqué, de plus, quelques figures oblongues et quadrangulaires, dont quelques-unes étaient très-petites. Il y avait, en outre, quelques cristaux munis de pointes à chaque extrémité.

Quelques autres étaient, pour ainsi dire, fendus à leur extrémité et avaient deux pointes aiguës.

Une petite quantité de liquide sur lequel surnageaient ces particules si tenues était évaporé à une très-douce chaleur, et alors il se formait au sein de la liqueur des particules oblongues et irrégulières. Ayant fait passer deux ou trois fois mon haleine sur elles, ces particules se sont transformées en un liquide translucide. »

Nous avons essayé de réaliser l'expérience de Leeuwenhoek, mais sans succès. Ayant pulvérisé grossièrement des cantharides sèches, nous les avons abandonnées à la macération pendant douze heures environ. Après ce laps de temps, nous avons obtenu un liquide d'une odeur caractéristique et brun orangé. L'examen microscopique nous a démontré qu'il ne contenait aucun cristal. Il avait une réaction acide.

Mais ayant abandonné ce liquide à l'air libre, pendant deux ou trois jours, il ne tarda pas à se couvrir d'une pellicule blanche, et à prendre une odeur différente de la première. Il avait alors une réaction alcaline. Une goutte de liqueur portée sur le champ du microscope, nous laissa voir un grand nombre de cristaux, soit isolés, soit groupés.

Ces cristaux, que nous reconnûmes être des phosphates, affectaient une des formes décrites par notre auteur. Nous en exceptons toutefois des cristaux de phosphate ammoniaco-magnésien, qui ne paraissent pas avoir été observés par Leeuwenhoek. Par l'addition d'une goutte d'acide acétique, ils disparaissaient tous avec rapidité. Ce sont les seuls cristaux que nous ayons pu observer.

Voici, selon nous, les raisons pour lesquelles nous n'avons

pas vu les différentes formes cristallines figurées par Leeuwenhoek. Très-probablement cet auteur a dû agir sur des cantharides fraîches, condition que nous n'avons pu réaliser. Ces insectes à l'état frais contiennent de l'acide urique, qui, d'après Robiquet, disparaît par l'action du temps.

En revanche, les cantharides anciennes renferment de l'acide acétique, ce qui explique la non apparition des cristaux, tout le temps que la liqueur a conservé la réaction acide.

Quant à la détermination des autres formes de cristaux, nous pensons qu'il suffirait de répéter l'expérience de Leeuwenhoek, en suivant ses indications pour l'obtenir.

Bien que Robiquet ait agi à chaud, il faut tenir compte de son observation, à savoir que lorsqu'on agit sur des cantharides fraîches, le dépôt est beaucoup plus abondant et différent de celui obtenu en pareille circonstance par des cantharides anciennes.

Nous avons cru devoir insister un peu sur cette expérience, parce que c'est une des premières où le microscope a été appliqué aux investigations chimiques.

Le docteur *Cockburn* tira de huit onces de cantharides distillées au bain de sable, un sel volatil, un esprit et une huile, et il ne resta que deux onces cinq gros de *caput mortuum*. Il sépara cette huile avec de la poudre de briques, ce qui lui donna un esprit qui ne fermenta ni avec le sel d'absinthe, ni avec l'esprit de corne de cerf, non plus qu'avec le sel ammoniac, mais qui étant mêlé avec l'esprit de vitriol et l'esprit de nitre produisit une effervescence violente. Il a remarqué que cette effervescence était moins forte et de plus courte durée, lorsqu'on ajoutait à ces acides de l'esprit de corne de cerf et de sel ammoniac.

Il est facile de voir, par le récit de cette expérience, que Cockburn n'a obtenu qu'un carbonate. On comprend tout aussi facilement que l'effervescence devait être moins forte, alors qu'il saturait préalablement les acides qu'il faisait réagir sur ces carbonates.

Cartheuser, rapporte que dans une once de cantharides, on trouve un gros et demi de substance gélatineuse; à peine un-demi-scrupule de matière résineuse, et que tout le reste n'est que terre.

Vigani, dans son livre intitulé *Medulla Chymiæ*, prétend que les cantharides contiennent une plus grande quantité de sel volatil, qu'aucun autre animal que ce soit.

La vapeur qui s'élève de l'esprit volatil urineux que l'on tire des cantharides par la distillation, est si pénétrante qu'une personne ayant ouvert une fiole dans laquelle il y en avait, fut attaquée quelques heures après de douleurs dans le dos et dans la tête, et d'un pissement de sang.

Ce fait curieux rapporté par cet auteur, mérite qu'on s'y arrête un instant. Nous supposons, bien entendu, que Vigani n'a pas été induit en erreur, et aussi, qu'il ne nous trompe pas. Les douleurs de dos et de la tête éprouvées par la personne qui a respiré la vapeur du contenu de cette fiole, probablement chaude elle-même, ne sont pas caractéristiques; il n'en est pas de même du pissement de sang, qui est un phénomène pathologique presque constant de l'empoisonnement par les préparations cantharidiennes. Nous ne serions donc pas éloignés de croire que c'est bien à la cantharidine qu'est due l'apparition de cette urine sanguinolente.

Vigani a dû, selon toute apparence, employer un mode opératoire différent de celui de Cockburn, en quelque point. Ce serait une question difficile à élucider.

Vigani a remarqué également que cet esprit étant mêlé avec le sang, tandis qu'il est encore chaud, le rend si fluide qu'on n'y aperçoit plus aucune fibre [1].

Charas, dans la *Pharmacopée*, décrit ainsi la distillation des cantharides : « On aura des cantharides sèches, et, sans en retrancher ni les testes, ni les ailes, ni les pieds, on en remplira environ les

[1] Nous avons répété l'expérience de Vigani sur le sang, en partant de cette supposition qu'il avait dû obtenir un mélange de carbonate d'ammoniaque et peut-être de cantharidine. Ayant pris du sang d'une artère d'un chien, nous l'avons mélangé avec une solution concentrée de carbonate d'ammoniaque. La fibrine ne s'est pas coagulée, et le sang a conservé sa fluidité et sa couleur. Pendant tout le temps que ce mélange a conservé l'odeur franche de l'ammoniaque, c'est-à-dire pendant plus d'un mois, il ne s'est point corrompu. On emploie, pour empêcher la coagulation du sang dans les tubes ou les canules, le carbonate de soude, dont l'introduction dans le torrent circulatoire n'offre pas de sérieux inconvénient; il n'en serait pas de même si on faisait usage du carbonate d'ammoniaque.

trois quarts d'une cornue de grez ou de verre entourée de lut,
puis l'ayant placée au fourneau de réverbère clos, adapté et soigneusement luté à son bec, un grand récipient, on en fera la distillation par un feu gradué. On trouvera dans le récipient un sel
volatil et une huile, accompagnés de beaucoup de flegme, lesquels
on vuidera ensemble dans un matras à long col, et l'ayant placé au
bain de sable, couvert de son chapiteau soigneusement luté, et
adapté à son bec un petit récipient luté de même, on fera la rectification de ses substances par un feu modéré, qui fera bientôt
monter au chapiteau le sel blanc et cristallin, lequel on serrera
avec autant d'adresse que de diligence dans une bouteille de verre
double, parfaitement bien bouchée, mettant à la place du chapiteau un autre qu'on aura appresté; et en ayant soigneusement luté
les jointures, en continuant le feu, on fera distiller dans le petit
récipient l'huile et le reste du sel volatil dissous dans quelque peu
de flegme qu'il aura enlevé avec luy. Cela fait, on séparera l'huile
de la liqueur, et on les gardera chacune à part dans des bouteilles
de verre double bien bouchées. »

Charas considère ce sel volatil comme un diurétique puissant.
Il résulte de l'action de ce sel sur la langue que, si le produit obtenu par ce chimiste n'était pas de la cantharidine, il s'en rappro-
chait au moins par ses propriétés.

Quant à son action pour donner de la vigueur à l'un et à l'autre
sexe pour l'acte vénérien, elle était, dit l'auteur, aussi avantageuse
que dépourvue de dangers. Nous n'ajoutons, il faut l'avouer,
bu'une foi médiocre, au moins à l'innocuité de la préparation
aphrodisiaque de Charas.

M. Fumouze (thèse 1867) a répété l'expérience de Charas. Dans
une cornue de verre, munie d'une allonge et d'un récipient, il mit
200 grammes de cantharides; plaçant ensuite la cornue dans un
bain d'huile, il en éleva graduellement la température jusqu'à
240°, et chauffa pendant plusieurs heures, en ayant soin que le
thermomètre n'indiquât jamais plus de 260°. Les cantharides se
décomposèrent sous l'influence de la chaleur, et il obtint comme
produit de la distillation un liquide légèrement jaunâtre et des
cristaux qui tapissaient les parois de l'allonge, il y en avait également au fond du récipient qui contenait le liquide distillé. Celui-ci
répandait une forte odeur ammoniacale qui augmentait lorsqu'on
y versait une solution de potasse. Il faisait effervescence si on y
laissait tomber quelques gouttes d'un acide. Les cristaux étaient
solubles dans l'eau, et leur solution présentait les mêmes caractères
que le liquide.

Ces cristaux, suivant M. Fumouze, répondent à ceux que Charas appelle le sel volatil de cantharides; ce chimiste n'obtenait alors, suivant lui, que du carbonate d'ammoniaque. Son erreur s'explique, dit M. Fumouze, quand on sait que ce sel jouit de certaines propriétés thérapeutiques qui lui sont communes avec la cantharide. Le carbonate d'ammoniaque produit un effet de vésication.

M. Lissonde, dans sa thèse, adopte l'opinion de M. Fumouze.

Ici, comme pour l'expérience de Vigani, un doute s'élève. Charas a-t-il obtenu de la cantharidine? M. Fumouze répond négativement, et son opinion est corroborée par une expérience. Charas prétend que ce sel aurait fait venir des pustules sur la langue, et que ce serait un aphrodisiaque d'une innocence absolue. Cette innocuité s'accorde mal avec ce qu'on sait sur les effets de la cantharidine. Selon toute probabilité, la cantharidine existe toute formée dans les cantharides. Elle est volatile à une température inférieure à celle de sa fusion, qui est 210°. Il n'est pas impossible que tout ou partie de cette cantharidine se volatilise. M. Fumouze ne l'a point retrouvée; est-ce parce qu'il a chauffé trop longtemps ou à une température trop élevée? Est-ce encore parce que les produits de décomposition de la matière organique complexe qui constitue la cantharide ont pu, en réagissant sur la cantharidine, déterminer sa décomposition partielle ou complète? L'expérience seule peut répondre à ces *desiderata*, et nous n'avons pas pu la tenter.

Quant à la propriété vésicante du carbonate d'ammoniaque, nous en doutons beaucoup. Plus d'une fois nous en avons frotté, soit à l'état de poudre, soit à l'état de solution concentrée, la muqueuse interne des lèvres des chiens en expérience, et nous n'avons constaté qu'une légère rubéfaction chez l'un d'eux. Chez les autres, il nous a été impossible d'observer quoique ce soit de particulier. Il est possible que, grâce aux soins que prenaient les animaux de se débarrasser de ce sel, le contact n'ait pas été suffisamment prolongé ; mais dans les mêmes conditions, la cantharidine agit énergiquement. On sait que la muqueuse labiale des chiens est un réactif très-sensible des vésicants et des rubéfiants.

Il nous suffira seulement de noter en passant que Baglivi avait obtenu une infusion de cantharides assez peu active, puisqu'un chien, auquel il en a injecté deux onces dans la jugulaire, a pu survivre pendant six heures.

Nous arrivons maintenant à un travail important, qui, avec celui de Beaupoil, a jeté quelque jour sur la composition de la cantharide. C'est dans un mémoire médico-chimique, que *Thouvenel* a présenté, en 1778, à l'Académie des sciences de Bordeaux où il a remporté le prix, qu'il expose le fruit de ses recherches.

Nous en donnerons un résumé aussi complet que possible : L'analyse par la voie des menstrues, démontre dans les cantharides :

1° Une matière extractive jaune rougeâtre d'une amertume piquante, absolument semblable en tous points à celle des fourmis, moins la légère acidité de cette dernière, encore y découvre-t-on, lorsqu'on y fait bien attention, quelque chose de très-approchant à cet égard. Je présume même que si on pouvait recueillir l'émanation des cantharides vivantes et l'avoir assez concentrée, elle donnerait quelque indice d'acidité.

2° Une matière jaune moins foncée, presque insipide ;

3° Une matière grasse de couleur verte, d'une saveur âcre et peu développée, dans laquelle réside principalement l'odeur singulière des cantharides entières.

De quelque manière qu'on s'y prenne dans l'application des différents dissolvants aqueux et spiritueux, on n'obtient pas d'abord une séparation exacte des trois substances.

Si on emploie l'eau la première, elle enlève les deux matières jaunes et un peu de la matière verte, qui se trouve unie et masquée par la deuxième matière jaune et un peu par la matière extractive.

L'évaporation de ces teintures donne bien à part chacune de ces trois matières. Mais elles ne sont pas pures; il faut recourir à l'éther vitriolique, qui n'attaque que la matière verte. Il ne la dissout pas en totalité, si on l'applique sur les cantharides entières.

Pour obtenir une certaine quantité de ces substances j'ai employé, au lieu d'eau et d'esprit de vin pur appliqués successivement, un mélange de ces deux menstrues à parties égales, en faisant évaporer cette teinture dans un appareil distillatoire. L'esprit de vin qu'on retire possède une légère odeur de cantharides.

A mesure qu'il monte, la partie grasse se sépare et vient nager à la surface sous la forme d'une huile verte qui ne prend que très-peu de consistance par le refroidissement.

En continuant l'évaporation, la partie cireuse jaune se précipite, s'attache aux parois du vase, jusqu'à ce que la matière extractive ait acquis une consistance sirupeuse. D'après toutes ces évaporations, j'ai trouvé qu'une once de cantharides sèches contenait à peu près : 1° quatre gros de parenchyme; 2° trois gros de matière extractive; 3° soixante grains de matière verte; 4° douze grains de matière jaune.

Quant aux propriétés de ces parties intégrantes, la matière verte fournit dans sa distillation des produits absolument semblables à ceux de la cire des abeilles, savoir une odeur empyreumatique très-piquante, un flegme âcre, acide, et une huile concrète, connue vulgairement sous le nom de *beurre de cire*. Je suis donc fondé à regarder cette matière verte comme une nouvelle espèce de cire demi-fluide, et non comme une résine, suivant le dire de tous les auteurs.

L'extrait aqueux fournit par la distillation un flegme légèrement acide, puis un sel volatil concret.

Tant qu'à la matière jaune, je la regarde comme analogue à ce qu'on appelle cire brute des abeilles, c'est-à-dire à la poussière des étamines non élaborées. M'étant assuré qu'elle ne contenait aucune considération dans l'analyse médicinale, je n'en parlerai pas davantage.

Dans la dégustation de l'extrait aqueux et spiritueux de ces insectes, m'étant aperçu que la partie verte seule, quoique beaucoup moins âcre que l'autre, me causait sur la langue et les lèvres de petits ulcères ou des cloches, je jugeai qu'elle était la seule caustique; pour m'en convaincre et connaître le degré de cette causticité, je m'appliquai sur la peau des emplâtres faits avec chacune de ces matières :

1° Neuf grains de matière verte n'ont produit un effet épispastique sensible qu'après une application de six heures, et ce n'a été qu'après un intervalle de neuf heures que la cloche a été bien formée.

2° Quant à la partie extractive jaune, elle n'a exercé sur l'organe, à des doses décuples de celles de la partie verte, aucune action irritante ou caustique.

Beaupoil reprit ces expériences en 1803 (Thèse de Paris) et fit faire un grand pas à la question. Voici quelles sont ses conclusions :

J'ai retiré :

1° Une matière extractive noire, soluble dans l'eau et séparée de la première par l'alcool;

2° Une matière jaune soluble dans l'eau et dans l'alcool;

3° Un acide dont la nature est inconnue;

4° Une matière grasse verte, et ne pouvant être obtenue qu'à l'aide de l'éther ou de l'alcool;

5° Un parenchyme insoluble dans ces différents liquides, et composé, pour la plus grande partie, de matière animale et de phosphate de chaux; le sulfate, le muriate, le carbonate de chaux et l'oxyde de fer n'y étant qu'en très-petite quantité.

Pour déterminer, autant qu'il est possible de le faire dans ces sortes d'analyses, les proportions de chacune de ces substances, j'ai pesé exactement les produits et le résidu privé de toute humidité, j'ai trouvé qu'une once de cantharides bien desséchées contient à peu près :

1° Matière noire...................	1 gros 12 gr.	Grammes : 4 gr 46
2° Matière jaune.................	1 12	4 46
3° Acide (quantité indéterminée).	» »	» »
Matière verte.................	1 8	4 23
Parenchyme...................	4 40	17 12
Total.......	8 gros	Grammes : 30 gr 59

Beaupoil tire ces nouvelles conclusions de ses essais physiologiques.

1° Les cantharides contiennent deux principes jouissant de propriétés communes;

2° L'un (la matière verte), borne son action à être simplement vésicant par son application sur le tissu cutané, et ne paraît avoir aucune autre vertu sur l'économie animale;

3° L'autre (la matière extractive), a la double propriété d'être vésicant par son application sur le tissu cutané; mais essentiellement délétère lorsqu'il est introduit dans le système digestif et circulatoire;

4° Dans ce dernier cas, ce principe se porte particulièrement sur les forces vitales, les concentre sur les organes au point de les faire passer par tous les degrés de l'inflammation, et même d'y déterminer la gangrène;

5° Il paraît être le seul qui agisse sur le système urinaire et génital;

6° L'alcool semble affaiblir son action délétère, et nullement sa propriété vésicante.

Il était réservé à un de nos compatriotes, professeur de l'École de pharmacie de Paris, à Robiquet, d'avoir l'honneur de découvrir le principe actif des cantharides, qu'il a appelé cantharidine. Son travail est consigné dans les *Annales de Chimie*, t. LXXVI.

En voici l'analyse: Après avoir fait bouillir dans l'eau distillée des cantharides légèrement contuses, il obtint une décoction d'un rouge brun rougissant la teinture de tournesol. Il fit ainsi plusieurs décoctions jusqu'à ce que l'eau ne se chargeât plus d'aucun principe. Alors il fit sécher le résidu de ces décoctions, et le reprit par l'alcool. La teinture alcoolique laissa par évaporation spontanée une huile verte non vésicante.

Robiquet concentra alors la décoction aqueuse en consistance d'extrait mou. L'alcool divisa cet extrait en deux parties bien distinctes: l'une, noire et insoluble; l'autre, jaune visqueuse et très-soluble. La partie soluble dans l'alcool était vésicante; aussi, Robiquet épuisa-t-il plusieurs fois ce résidu par le même véhicule à la température de l'ébullition.

La matière noire reprise par l'eau n'avait aucune propriété vésicante.

Ayant repris par l'éther la portion de l'extrait aqueux soluble dans l'alcool, et après avoir agité pendant plusieurs heures dans un flacon bouché à l'émeri, il obtint après décantation et évaporation spontanée de petites plaques micacées salies par un liquide jaunâtre.

Il purifia ces cristaux par des lavages répétés à l'alcool bouillant. Cette matière était extrêmement vésicante; c'était la cantharidine. Quant à la matière jaune, elle était dépourvue de pouvoir vésicant.

Robiquet fit infuser des cantharides dans de l'eau distillée froide,

Il filtra au bout de dix heures et obtint un liquide d'un rouge brun foncé, rougissant la teinture de tournesol. Cette liqueur se coagulait par la chaleur. Filtrée de nouveau, l'infusion toujours acide donnait par l'eau de chaux un précipité floconneux assez abondant.

L'oxalate de potasse se comportait à peu près de la même manière. L'acétate de plomb y déterminait également un précipité considérable.

Traitée par l'ammoniaque, l'infusion de cantharides donna immédiatement naissance à un précipité grenu cristallin un peu jaunâtre. Cette solution abandonnée alors au repos ne précipite plus par l'eau de chaux.

Robiquet tire cette conclusion que l'acide phosphorique, dénoté d'abord par l'eau de chaux, puis précipité en saturant par l'ammoniaque, ne se retrouve plus dans la liqueur, et que l'ammoniaque sature seulement l'acide libre.

Le dépôt cristallin broyé avec de la potasse caustique dégage de l'ammoniaque et se dissout facilement dans le vinaigre distillé. Traité par l'acétate de plomb on obtient un précipité blanc qui, traité au chalumeau, donne par refroidissement du phosphate de plomb.

Par des essais méthodiques, ce savant chimiste s'est assuré que ce phosphate était un phosphate de magnésie.

Pour connaître la nature de l'acide libre, il fit infuser des cantharides contusées dans de l'éther à 60°. Ce dernier se colore en jaune sale après deux ou trois jours de macération. Par son évaporation, l'éther, outre une huile jaune rougeâtre, abandonna encore un peu de liquide incolore séparé de la matière huileuse. Ce liquide rougit le tournesol, et donna après distillation tous les caractères du vinaigre.

Robiquet s'est assuré que cet acide acétique ne venait ni de l'éther, ni de l'acide employé pour faire périr les cantharides.

Ayant pris des cantharides fraîches, il les fit bouillir dans l'eau distillée. La décoction filtrée fut évaporée, et pendant l'évaporation, il se forma un dépôt d'un aspect terreux, beaucoup plus abondant, et différent de celui fourni en pareille circonstance par des cantharides anciennes.

Avant que la décoction n'eût atteint la consistance de sirop clair, il arrêta l'évaporation et sépara le dépôt. L'ayant ensuite lavé à l'eau froide, il lui reconnut les propriétés suivantes :

Il se présentait sous la forme d'une poudre grenue d'un gris jaunâtre; appliqué avec un peu d'eau sur le papier de tournesol, il le rougit, il croque sous la dent, et a quelque chose de sapide; projeté sur les charbons ardents, il répand une odeur de matière animale, traité par l'eau distillée bouillante, il s'y dissout en partie, et laisse séparer par le refroidissement une grande quantité de flocons grisâtres.

La dissolution alcaline filtrée précipite abondamment par les acides, et lorsque cette solution est très-étendue, si on y verse un grand excès d'acide, le précipité qui se dépose affecte une forme cristalline. Ces cristaux ont donné la réaction de *l'acide urique*.

A ce propos, Robiquet fait un rapprochement entre la présence de l'acide urique chez les insectes et leur action si marquée sur la vessie.

Cet acide urique n'existe plus dans les cantharides anciennes. Outre l'acide mentionné, l'éther laisse en outre un liquide huileux d'un jaune rouge ; cette matière fut traitée par l'alcool bouillant qui prit une légère coloration, sans toutefois dissoudre cette matière ; et par le refroidissement, il abandonna une certaine quantité de plaques micacées que Robiquet reconnut être le principe vésicant.

Quant à l'huile jaune, c'est un corps jouissant des propriétés des corps gras, mais n'ayant à aucun degré de propriétés vésicantes.

Ce travail, on le voit, laisse bien loin derrière lui tous ceux qui l'ont précédé, autant par la fécondité de ses résultats que par la netteté de leur exposition. Cependant nous sommes d'avis qu'il ne faut pas dédaigner les essais antérieurs, bien qu'ils portent la marque d'une science peu avancée.

Il est rare, en effet, de trouver des hommes de génie qui aient le don de créer en dehors des idées reçues, de fonder leurs théories en faisant table rase des notions scientifiques acceptées avant eux. C'est encore faire l'histoire d'une science que de rapporter ses erreurs et de montrer toutes les phases qu'elle a traversées. On profite presque toujours des travaux de ses devanciers, qu'ils aient ou non une grande valeur.

Avant d'étudier spécialement la cantharidine, nous allons passer rapidement en revue l'analyse chimique de différents principes plus ou moins complexes contenus dans

la cantharide, et aussi dans quelques autres insectes vésicants.

Propriétés de l'huile grasse verte.

M. Gössmann (*Ann. der Chem. und Pharmac.*, t. LXXXVI, p. 317),
a étudié le produit obtenu par le traitement des cantharides par
l'éther. Sa consistance était celle du beurre, et son odeur rappelait
exactement celle des cantharides. Sa couleur était verte, cette graisse
était acide. La graisse des cantharides récentes possède une réaction
acide comme celle des insectes conservés; la graisse lavée se dissout
dans 3 à 4 parties d'éther froid, dans 5 ou 6 parties d'alcool bouillant à 85°, et ne laissant qu'une trace de matière jaune cireuse; la
potasse la saponifie déjà à froid, et le carbonate de soude à chaud.

Le point de fusion de la graisse purifiée est situé à 34°, et son
point de solidification à 32°.

Une certaine quantité de ce corps gras ayant été saponifiée avec
la soude, le savon décomposé par l'acide tartrique n'a fourni par
la distillation qu'une quantité insignifiante d'acides gras volatils.

Les acides gras non volatils, séparés par l'acide tartrique, étaient
un mélange d'acide oléique et d'acide margarique. Ayant traité
cinq ou six fois par l'alcool ce mélange de corps gras, l'auteur a
obtenu un acide fusible à 60° et présentant la composition de l'acide
margarique.

En décomposant, suivant la méthode indiquée par M. Varren-
trapp, l'oléate de soude par le chlorure de calcium, puis par l'acide
chlorhydrique, M. Gössmann a obtenu de l'acide oléique pur. Il a
également préparé l'oléate neutre et l'oléate acide de baryte

Cet auteur conclut du résultat de ses recherches que la graisse
des cantharides est formée par du margarate acide et de l'oléate
acide de glycérine.

Ayant poursuivi les recherches qui viennent d'être résumées,
M. Gössmann a vu (t. LXXXIX, p. 123) qu'il n'y avait pas d'acide
margarique dans les corps gras de la cantharide, mais un mélange
d'acide stéarique et d'acide palmitique. Il se range à l'avis de
M. Heintz, qui pense que l'acide margaritique n'est qu'un mélange
en proportions définies de ces deux acides. (*J. de Ph.* 1854, p. 158.)

M. Fumouze (*loc. cit.*) a repris l'étude de la matière verte.
L'ayant saponifiée par un lait de chaux, elle s'est séparée en deux
parties : l'une avait formé un savon de chaux, l'autre ne s'était
pas saponifiée.

La partie non saponifiable renferme, d'après ses recherches :

1° Une matière cireuse plus ou moins blanche, se ramollissant sous le doigt, soluble dans le sulfure de carbone, moins soluble dans l'alcool froid, beaucoup plus soluble dans l'alcool bouillant ;

2° Une matière jaune d'une consistance visqueuse, soluble dans le chloroforme, le sulfure de carbone et l'alcool insoluble dans l'eau ;

3° Une matière résineuse verte, friable, se ramollissant à une faible température, soluble dans le chloroforme, le sulfure de carbone, insoluble dans l'alcool, même bouillant.

La partie saponifiable est formée par :

Une matière grasse d'un vert sale, soluble dans le chloroforme et le sulfure de carbone.

Ayant traité par l'alcool des cantharides épuisées par le chloroforme, il a obtenu une teinture alcoolique de couleur jaunâtre, qui devient de p'us en plus foncée par la concentration de la liqueur ; et si l'on continue la concentration, on extrait un rouge brun foncé sirupeux, soluble dans l'eau et l'alcool, un peu soluble dans le chloroforme bouillant et insoluble dans le sulfure de carbone.

M. Fumouze considère ce corps comme étant celui appelé par Beaupoil et Robiquet *matière jaune*; mais suivant lui elle est plutôt rouge que jaune. Il propose de l'appeler *matière rouge*.

Il traita de nouveau par l'eau bouillante, à plusieurs reprises, les cantharides déjà épuisées par le chloroforme et l'alcool. La solution aqueuse est d'un rouge brun et fournit, par sa concentration, un extrait brun foncé moins altérable que le précédent, soluble dans l'eau et insoluble dans les autres dissolvants.

La matière verte, soluble à la fois dans l'éther, l'alcool et le chloroforme, et les corps gras, d'après M. Lissonde, est fusible à 35°; elle se décompose vera 275°, en répandant d'épaisses vapeurs. Avec un lait de chaux, cette matière verte donne naissance, ainsi que nous venons de le voir, à un savon dur, avec la soude et la potasse, à un savon mou soluble dans l'eau. Cet auteur y a constaté la présence de la glycérine d'une façon indirecte, c'est-à-dire par son produit de décomposition, l'acroléine. M. Lissonde a isolé la matière verte, en décomposant le savon à base de potasse par l'acide chlorhydrique, et reprenant par l'éther. Par évaporation spontanée, ce dernier dissolvant laissa au fond de la capsule une matière verte amorphe, résinoïde, s'agglutinant au bout d'un agitateur de verre, et jouissant vis à vis des corps gras d'un grand pouvoir colorant. M. Lissonde est le premier qui, je crois, ait comparé cette matière verte à la chlorophylle des végétaux, et, tout dernièrement, ses prévisions ont été réalisées.

Dans le *Pharmaceutical journal and Transaction*, mars 1873, M. H. Pocklington publie les observations suivantes : « Ainsi que chacun le sait, les élytres de la *Cantharis vesicatoria* sont brillantes et d'une couleur vert métallique. Ce caractère persiste seulement quand l'insecte desséché est examiné d'une certaine façon. Car il arrive, ainsi que beaucoup de lecteurs le savent sans doute, qu'en disposant convenablement les choses, il est possible de voir les élytres d'une tout autre couleur.

Par exemple, si on examine une cantharide à la lumière d'une lampe, la couleur varie très-sensiblement, suivant les positions de la lampe ou celles qu'on donne aux élytres réciproquement. Ces variations se font plus vivement sentir lorsque l'élytre est plongée dans l'alcool ou dans le sulfure de carbone, dans un petit tube à expérience, et que ce tube à essai, contenant l'élytre arrachée, est placé de façon que la lampe soit entre l'observateur et l'objet, presque sur la même ligne que l'œil ou à peu près. Dans ce cas, la couleur n'apparaît plus avec des teintes très-vertes, mais elle est d'une riche coloration cuivre avec des reflets dorés.

En changeant un peu la position du tube, la couleur se change en jaune tranché et revient rapidement au vert. En modifiant de nouveau la position du tube, la couleur paraît être d'un beau bleu, puis elle devient pourpre.

Ces changements singuliers nous ont engagé à essayer l'action de la lumière avec un prisme de Nicol. Dans les deux positions du prisme la lumière était entièrement éteinte ; dans les autres positions elle était transmise. Nous éteignons la lumière et le vert apparaît. Si l'on tourne faiblement le Nicol, le vert est partiellement effacé et commence à devenir plus jaune. En interposant le Nicol entre la lumière et l'élytre, on trouve que dans les deux positions du prisme on ne peut obtenir la couleur bleue, et que ces positions du prisme sont complémentaires de celles pour laquelle la lumière bleue avait été préalablement éteinte. Il ressort clairement de ce fait que, quelle que soit la cause qui donne la couleur bleue, cette cause change le plan de vibration de la lumière réfléchie, tout au moins pour la lumière de la lampe.

Mais si l'on regarde l'élytre à la lumière du jour, on remarque que le bleu est beaucoup plus intense, et en employant la lumière du magnésium elle est encore beaucoup plus éclatante. On peut en déduire que la couleur bleue est due soit à la fluorescence, soit à un phénomène de dispersion par réflexion.

Nous croyons qu'elle est probablement la résultante de ces deux causes.

La couleur pourpre et la majeure partie de la couleur bleue sont clairement dues à la réflexion, autrement l'interposition d'un prisme de Nicol entre la lumière et l'élytre n'éteindrait pas cette couleur presque entièrement comme elle le fait. Si le prisme de Nicol ainsi placé n'efface pas complétement la lumière, nous sommes parfaitement en mesure de démontrer qu'une partie de la couleur est due à la réflexion; si on ajoute que, lorsque la lumière bleue émergente est examinée à l'aide du prisme de Nicol, elle n'est jamais complétement effacée ni tout à fait transmise, on a un degré de certitude de plus.

Dans le but de déterminer la nature de cette matière colorante, quelques élytres furent plongées dans l'éther, dans l'alcool et dans l'eau pendant quelques jours, et ces liquides furent examinés au spectroscope.

Solution éthérée. — Une petite quantité, placée dans le tube spécimen ou tube à grains homœopatiques, fut examinée au moyen du spectroscope de Sorby-Browning.

(Un microspectroscope est l'instrument qui convient le mieux dans ces recherches, mais il est avantageux de controler les résultats de cet instrument par un autre.)

Notre étonnement fut grand de voir une raie nettement définie dans le rouge, qui faisait penser à une raie que nous avions observée une fois pour la chlorophylle, mais dont nous n'avions malheureusement pas pu trouver l'origine, et une raie obscure dans le vert avec absorption partielle du bleu et absorption complète au delà.

Ce spectre était celui du troène, ainsi que l'auteur s'en est assuré directement. Les essais faits avec la teinture alcoolique et la solution aqueuse ont conduit l'auteur à la conclusion suivante : « La matière colorante verte, huile verte de quelques analyses, est due à la chlorophylle. » En finissant son observation, M. Pocklington se propose de rechercher si le spectre caractéristique de la chlorophylle ne varierait pas suivant que la teinture éthérée serait préparée avec des cantharides de différentes provenances. C'est un *desideratum* qu'il a, du reste, rempli.

Après avoir décrit le mode opératoire suivi par lui et y avoir ajouté divers éclaircissements (*Pharm. journ.*, 31 mai 1873), M. Pocklington examine l'influence de différents réactifs sur le pectre de la chlorophylle, et il établit dans les termes suivants le fait le plus curieux de son Mémoire : non-seulement la matière colorante verte de la cantharide est semblable à la chlorophylle, mais encore chaque espèce végétale de chlorophylle a un spectre particulier que l'on retrouve chez les insectes qui ont vécu sur cette même espèce végétale.

Ayant examiné avec beaucoup de soin les solutions qui donnaient par ma méthode et par bon nombre d'autres des résultats plus ou moins négatifs, mon attention fut dirigée sur les chlorophylles de diverses plantes dont les insectes s'étaient apparemment nourris. En vue de m'assurer de l'identité absolue de la chlorophylle des plantes avec les substances vertes des cantharides analogues à la chlorophylle. Cette recherche était plus difficile qu'elle ne le paraissait tout d'abord, parce que les feuilles nouvellement recueillies et jeunes, telles qu'on les récolte maintenant, donnent un spectre différent de celui des vieilles feuilles, surtout si elles ont été conservées longtemps et sont absolument desséchées. Il y a, par exemple, une remarquable réaction des jeunes feuilles, qui n'a pas, autant que je le sache, été publiée; la voici. Si les dissolutions éthérées de la chlorophylle, par exemple, celle d'une jeune feuille de lilas sont traitées par le potassium et le sodium en petite quantité, et qu'on ajoute de l'eau lorsque l'action du métal est presque complétement achevée, l'eau entraînera une substance ambre jaune par lumière transmise, ambrée et teintée de rose par lumière réfléchie. Cette matière est insoluble dans l'éther et soluble dans l'eau, donnant seulement une absorption générale du bleu et du violet, avec affaiblissement du vert et de l'extrême rouge, et une petite quantité d'un fluide de couleur rose, soluble dans l'alcool et en partie dans l'eau.

Mais avec du soin, il est possible de s'assurer des changements probables que la matière colorante des cantharides peut avoir subis, en prenant note de l'âge de l'échantillon et de son état, et nous pouvons alors soumettre la chlorophylle à des conditions analogues. Telle a été la marche suivie dans nos recherches, les dessins qui accompagnent cette note montreront que le résultat est celui-ci : qu'il est hors de doute que la matière verte des cantharides est la chlorophylle, et provient des éléments qui composent la nourriture de ces insectes. Cette conclusion est confirmée par ce fait que, tandis que les élytres en contiennent seulement une petite quantité, le thorax et le contenu de l'estomac en renferment une proportion considérable. Que ce dernier renferme aussi une substance soluble dans l'eau, qui donne un spectre semblable, dans tous les cas, à celui qui est donné par un des produits de la chlorophylle analogue à la matière colorante verte des insectes en particulier. J'ai étendu mes recherches à des échantillons d'insectes provenant de diverses sources, comme on le verra par les spectres, ils avaient été évidemment recueillis sur des points où leur nourriture était différente, et, bien que quelques-uns des insectes fussent (comme un de mes échantillons), morts depuis dix ans, il est cependant possible de dire qu'elle est la dernière plante qui leur a servi de nourriture. »

Une figure annexée au mémoire de M. Pocklington, représente les spectres qui lui ont été fournis par divers échantillons de cantharides recueillies à des époques et dans des conditions différentes.

Dans les comptes-rendus de l'Académie des sciences du 13 janvier 1873 c'est-à-dire avant la publication du travail de M. Pocklington, on trouve une note de M. Chautard sur le même sujet. Notre compatriote a reconnu dans la teinture alcoolique de cantharides, quelques raies du rouge et de l'orangé. Pour démontrer que cette apparition est bien due à la présence des débris de feuilles dont s'étaient nourris ces petits animaux, il a examiné séparément deux teintures préparées, l'une avec des élytres seules, l'autre avec le reste du corps, et principalement l'abdomen de l'insecte. La première était à peine colorée, et n'a pas donné de résultat appréciable, la seconde fortement teintée a fourni de prime-abord, au milieu du rouge, une raie noire fortement accentuée, dont on a pu obtenir le dédoublement par l'action de la potasse, phénomène qui est un des caractères de la raie B de la chlorophylle. Des hannetons secs traités de la même manière ont fourni à M. Chautard des résultats analogues.

Après avoir épuisé les cantharides par le chloroforme, M. Lissonde les a soumises à l'action dissolvante de l'alcool ; on obtient une teinture jaune brune qui, évaporée en consistance d'extrait, laisse un résidu soluble dans l'alcool, insoluble dans l'eau. Cette matière grasse, fond à 34°, et se décompose vers 71° en dégageant d'abondantes vapeurs. Elle n'est pas vésicante (th. p. 18).

M. Orfila étudiant la cantharide au point de vue toxicologique, remarqua qu'il se sépare de l'eau distillée de cantharides, une huile essentielle très-altérable qui jouirait suivant lui de propriétés délétères, énergiques. Le professeur Schroff, de Vienne, attribue à l'huile essentielle les propriétés aphrodisiaques de la cantharide.

M. Fumouze a essayé de préparer l'huile essentielle de cantharides ; il obtint une eau distillée qui laissa déposer une substance verte concrète que cet auteur n'a pu étudier. Cette eau distillée qui a une odeur vireuse s'altère très-rapidement, en se remplissant de flocons blanchâtres. M. Fumouze pense avec quelque raison qu'il aurait eu peut-être plus de succès s'il avait agi sur des cantharides fraîches.

MM. Poumet et Orfila ont étudié une matière noire qu'ils ont extraite des cantharides. Elle est soluble dans l'eau, dans l'alcool faible, mais non dans l'alcool rectifié. D'après ces auteurs, cette matière noire avait quelques-unes des propriétés de la cantharidine. Cette opinion un peu vague aurait besoin d'être appuyée par quelques expériences.

Dragendorff a trouvé un corps volatil, qui agirait sur l'organisme comme la cantharidine. On le trouve dans l'eau au-dessous de 100°, quand on a distillé les insectes dans une petite quantité de liquide. Ce corps n'a pas de réaction acide. Il a constaté également la présence de 8,178 °/. d'eau hygroscopique. Le poids des cendres était de 5,79 °/.. En outre, il y a rencontré de la silice. (*Pharm. Zeitch. Run. T. VI. p. 1.*)

M. Lissonde a étudié la chitine c'est-à-dire le squelette même de l'animal. Il a suspendu par un fil de platine dans un bain de potasse caustique, soit une cantharide soit un mylabre, et après un contact prolongé avec l'aide de la chaleur, la matière animale s'est détruite pour ne laisser que la chitine, substance solide, transparente, insoluble dans l'acide nitrique, et dont le poids représente environ 1/8 du poids total de l'insecte.

Enfin on a réuni sous le nom d'osmazome un mélange de plusieurs substances.

L'analyse suivante, due à M. J. Lépine (Exposit. de Pondichéry, 27 mai 1861) donnera une vue d'ensemble de la composition chimique d'un insecte vésicant. Il s'agit du *mylabris pustulata*.

Pour 300 grammes du *mylabris pustulata* l'auteur a trouvé :

Cantharidine	1.68	Squelette de l'animal (chitine)	28.00
Sulfate de chaux	3.80	Chlorhydrate ammonique	0.08
Oxyde de fer et phosphate de magnésie	0.06	Matière brune soluble dans l'alcool	4.00
Albumine	0.36	Matière brune insoluble dans l'alcool	3.90
Acide phosphorique et acide acétique	0.94	Huile grasse concrète acide	0.32
Osmazone	40.66	Stéarine	0.50
Gélatine	3.56		

Le squelette de l'animal épuisé par l'alcool, l'éther, l'eau, l'acide chlorhydrique et la potasse, a donné par l'incinération, 1,66 de cendres provenant en grande partie du sable ferrugineux adhérant aux mylabres. Ces cendres ont la composition suivante :

Silices et silicates..............	0,32	Sulfate de chaux, acide phos-	
Carbonate de chaux et oxyde		phorique, phosphate de	
de fer......................	0.74	chaux, alumine,..........	0.60

Avant de commencer l'étude de la cantharidine, il nous semble naturel d'étudier quels sont les organes des insectes vésicants qui en contiennent le plus. Cette question fort intéressante a été l'objet de nombreuses controverses presque toutes appuyées par des analyses. Cela nous a engagé à en faire le résumé succint. Ce n'est pas seulement de nos jours qu'elle a préoccupé les esprits chercheurs. Pline, Galien, Aëtius, regardaient les élytres comme dépourvues de propriétés actives, leurs disciples prétendirent même qu'elles étaient l'antidote des autres parties du corps. Cette croyance a résisté longtemps car nous la retrouvons encore dans les œuvres de J. B. Porta. Nous lisons dans la thèse de M. Ferrer, que, suivant l'avis d'Hippocrate, il fallait rejeter la tête, les antennes, les élytres, les ailes membraneuses et les pattes, qu'il considérait comme complétement inertes. En 1818, M. Schwilgué remit cette doctrine en faveur.

Au contraire, Latreille, Cloquet, Audouin, admettaient que le principe vésicant était répandu dans tout le corps de l'insecte.

En 1826, M. Farines fit part dans le *Journal de Pharmacie* des essais qu'il avait faits sur le même sujet. Ayant préparé des emplâtres vésicatoires, séparément, avec des élytres, des ailes, des antennes, et des pattes de cantharides, préalablement pulvérisées, il ne put en obtenir aucun effet vésicant, et se rangea à l'avis d'Hippocrate. Il résume ainsi le résultat de ses expériences :

1° la partie active réside uniquement dans les organes mous ;

2° les organes durs sont tout à fait étrangers à l'action vésicante.

En 1855, M. Courbon, dans le mémoire dont nous avons donné l'analyse, se range à l'avis de M. Farines, en faisant toutefois cette restriction, à savoir que toutes les parties molles de toutes les régions, contenaient le principe vésicant ; c'est-à-dire que les parties molles des pattes, de la tête, sont actives aussi bien que celles du thorax et de l'abdomen. Suivant cet auteur, il n'y aurait que les parties absolument dures et cornées qui seraient complétement dépourvues d'action vésicante.

M. Berthoud (dans sa thèse de l'*École de Pharmacie*, 1856) a recherché la cantharidine: 1° dans l'abdomen et le thorax des cantharides qu'il a désignées sous le nom de parties molles ; 2° dans les élytres, ailes, antennes et pattes qu'il a appelées collectivement parties cornées.

Voici les résultats de ses analyses :

250 gr, abdomen et thorax, lui ont donné 0,423 de cantharidine.

125 gr, de parties cornées lui en ont fourni 0,053.

Ces résultats sont complétement opposés à ceux que M. Farines a mis en lumière. Cependant, comme le fait justement observer M. Ferrer, ils ne sont pas de nature à trancher définitivement la question. En effet, si la théorie de M. Courbon est vraie, rien ne s'oppose à ce que l'on attribue exclusivement aux parties molles des élytres, des antennes, des pattes, la production de la cantharidine.

M. Ferrer a divisé le problème afin de pouvoir plus facilement le résoudre. C'est ainsi qu'il a cherché la cantharidine :

1° dans les pattes ; 2° dans la tête ; 3° dans les élytres et les ailes ; 4° dans le thorax et l'abdomen.

1° Ayant traité 11 gr. de pattes pulvérisées dans un appareil à déplacement par 25 gr. de chloroforme, il a obtenu 0 gr,01 de cantharidine, encore tachée par un peu d'huile verte.

2° 17 gr. têtes et antennes (il y avait fort peu d'antennes les insectes fournis par le commerce en étant généralement dépourvus) traités par 35 gr. de chloroforme ont donné 0,015 de cantharidine.

3° 11 gr. d'élytres, d'ailes membraneuses, traitées par 25 gr. de chloroforme ont donné 0,009 de cantharidine.

4° 30 gr. abdomen et thorax ont été traités par 60 gr. de chloroforme ; dans cette expérience le résidu obtenu par évaporation a donné 0,072 de cantharidine.

M. Ferrer tire cette conclusion logique des chiffres que nous venons de citer : « Chez les insectes vésicants, le principe actif se trouve indistinctement répandu dans toutes les parties du corps. »

Nous ne croyons pas cependant que Ferrer ait voulu dire, comme plusieurs auteurs l'ont pensé, également, uniformément, dans toutes les parties du corps.

Dans les deux thèses remarquables qui ont été soutenues à notre École sur le même sujet, il est également question de la localisation de la cantharidine. M. Fumouze prit 1,000 gr. de cantharides, qui lui donnèrent 450 gr de parties molles ou abdomens, et 550 gr. de parties dures. c'est-à-dire de têtes, de thorax, d'élytres et de pattes. La différence entre ces deux quantités ne porte, on le voit, que sur 50 gr., et si l'on tient compte comme on doit le faire, des parties

molles qu'on ne peut séparer des parties dures de l'animal, on peut
dire que les cantharides sèches renferment à peu près des quantités égales de parties molles et de parties dures. Les 450 gr. d'abdomens ont donné 3gr,50 de principe actif, tandis que les parties
dures n'en ont donné que 0,65 centigr.

M. Lissonde a repris plus tard cette question, et a fait des analyses dont nous allons donner les principaux résultats. Cet auteur a
dosé comparativement la cantharidine dans chacune des parties du
mylabris sidæ et de la *cantharide.*

			Cantharine.	Myl. Sidæ.
100 grammes parties dures ont donné...			0,662	0,640
100 — molles	—		0,783	0,510
100 — abdomens	—		0,500	0,315
100 — pattes	—		0,101	0,098
100 grammes tête et thorax	—		0,242	0,241
100 — élytres	—		0,015	0,015

Des chimistes italiens, MM. J. Lavini et Sobrero, se sont occupés
de l'analyse chimique de quelques méloés. Voici un extrait d'un
mémoire lu à l'Académie des sciences de Turin, le 9 mars 1845.
(*Journal de pharmacie et de chimie*, 1845 p. 467).

A Verceil (Sardaigne) on écrase les insectes vivants, ou les presse
dans une toile épaisse. Il s'en écoule un liquide visqueux qu'on
mélange à des corps gras. On emploie cet onguent vésicatoire
dans la médecine vétérinaire. Ce serait, paraît-il, un médicament
trop énergique pour être employé dans la médecine humaine.

M. J. Lavini, chercha, en 1842, le principe actif des méloés que
de prime abord il ne semblait pas croire devoir être identique à la
cantharidine, de la cantharide. Ayant traité les insectes par l'alcool
il obtint d'abord une teinture épaisse très-chargée de matières
grasses dans lesquelles, il ne put déceler aucun principe cristallisé. — Toutefois la teinture alcoolique était vésicante.

Ces études furent reprises en 1844, les savants italiens opérè-
rent sur les insectes suivants :

<table>
<tr><td>1° M. Violaceus (Syll.)
    M. Autumnalis (Olliv.)
2° M. Fucia Rossi.
    M. Punctatus (Fabr.)
3° M. Variegatus (Do.)
    M. Scabrosus (Marsh.)
    M. Maialis (Fabric.)</td><td>Ces espèces sont employées en Piémont pour la médecine vétéri-naire.</td></tr>
</table>

Ils ont fait cette curieuse remarque que quelques individus desséchés présentaient dans leur ventre de petits cristaux prismatiques blancs transparents visibles à l'œil.

La nature de ces cristaux n'a pas été déterminée ni par voie chimique ni par voie physiologique, et c'est à notre avis un fait très-regrettable.

Les insectes réduits en poudre grossière ont été traités par l'eau bouillante, puis le résidu a été traité successivement par l'éther et par l'alcool. C'est dans la partie dissoute par l'eau que ces auteurs ont trouvé le principe actif des méloés.

Ayant évaporé ce liquide aqueux jusqu'à consistance d'extrait mou, puis l'ayant traité par l'éther sulfurique à plusieurs reprises, ils ont obtenu une dissolution incolore qui a abandonné par évaporation spontanée des cristaux identiques avec la cantharidine, que Robiquet avait également trouvée dans l'eau et présentant tous ses caractères chimiques.

L'analyse élémentaire a donné à ces auteurs des résultats presque identiques à ceux trouvés par M. Regnault dans la cantharidine.

Dans la même teinture aqueuse ils ont retrouvé de l'acide urique.

La teinture éthérée préparée au moyen des insectes déjà épuisés par l'eau a encore donné : 1° un peu de cantharidine ;

2° une huile verte acide décomposant les carbonates alcalins, saponifiant les bases ;

3° une huile jaune presque insoluble dans l'alcool à 32°, soluble dans l'éther non acide ;

4° une substance blanche cristallisant par évaporation en mamelons, volatile soluble dans l'alcool même faible.

Il est encore extrêmement fâcheux que ce dernier corps n'ait pas été déterminé. Quel était-il ?

Ces expériences concordent avec les expériences antérieures faites par Virey, Farine, Robiquet qui retira de la cantharidine des mylabres.

M. Ferrer donne dans sa thèse le résultat des analyses auxquelles il s'est livré sur différents mylabres ;

1° 20 gr. de m. postulata, traitées par 40 gr. de chloroforme ont donné 0,066 de cantharidine.

2° 15 gr. de m. punctum, traitées par 30 gr. de chloroforme ont donné 0,029 de cantharidine.

3° 30 gr. de m. Cichorii (Bilb.) n'ont donné que 0,025 de cantharidine.

5° 15 gr. de M. Schœnherri traités comme précédemment par le chloroforme ont donné 0,02 de cantharidine.

— 26 —

6° 10 gr. mylabris moquinia traitées par 25 gr. de chloroforme, n'ont donné que quelques petits cristaux impossibles à peser.

7°, 8, 9, 10. M. Ferrer constate dans ses expériences la présence de la cantharidine, dans les mylabris Lavateræ, Afzelii, variabilis, maculata. Les dosages n'ont pu être faits à cause de la petite quantité de la matière.

M. Blum (*Journal de pharmacie* 1873) a reconnu que dans les cantharides, la cantharidine existait à la fois à l'état libre et à l'état de combinaison. Il semble résulter des expériences de M. Béguin, qu'il n'en serait pas ainsi et que la cantharidine n'existerait dans les cantharides qu'à l'état libre. Quelle que soit celle de ces deux opinions qui soit la vraie, on verra tout à l'heure que l'emploi de l'éther acétique répond très-bien au but que nous avons poursuivi. L'éther acétique est un dissolvant neutre, mais au contact de la poudre de cantharide, cet éther se dédouble en partie, et il y a formation d'une certaine quantité d'acide acétique, qui doit décomposer le cantharidate, s'il existe.

On a vu plus haut comment Robiquet avait découvert la cantharidine. Pendant plusieurs années on se servit de ce procédé. En 1835 M. Thierry, de la Pharmacie centrale, donna un nouveau procédé (*Journal de pharmacie*, 1835, p. 44). Suivant cet auteur on peut se procurer la cantharidine par trois procédés qui ont beaucoup d'analogie entre eux et ne diffèrent que par le prix des véhicules qu'on emploie. Ces véhicules sont l'éther, l'alcool éthéré à 40 (ou le produit faible de la rectification de l'éther).

[1] M. Kubly (*Zeitchr. Chim.*, 1866, et *Journ. de Pharm.*, 1867), donne les renseignements suivants sur les éléments minéraux des cantharides. Des cantharides contenant 8,18 p. 100 d'humidité ont donné 5,79 p. 100 de cendres. Épuisées par de l'eau bouillante, elles ont laissé un résidu s'élevant à 68,29 p. 100, lequel donna 1,62 p. 100 de cendres. La décoction aqueuse, traitée par son poids d'alcool, donna un résidu s'élevant à 3,90 p. 100 du poids de cantharides, et contenant 1,71 p. 100 de cendres.

Le liquide filtré donna 19,63 p. 100 de substance solide, et 2,71 p. 100 de cendres. Les cendres se composaient de la manière suivante :

	CaO	MgO	KO	NaO	PhO^5	SO^3	CO^2	SiO^3	Cl
Cendres provenant de la substance insoluble dans l'eau.	0.43	0.125	0.048	»	0,303	0.028	0.030	0.600	»
Soluble dans l'eau et dans l'alcool.	0.311	0.237	0.675	0.128	1.237	0.004	»	0.027	0.03
Soluble dans l'eau, insoluble dans l'alcool.	0.340	0.191	0.136	0.040	0.577	»	»	»	»

Quand on traite les cantharides par l'éther on n'obtient que peu d'huile verte, et il est facile de séparer la cantharidine de cette huile.

Avec l'alcool éthéré l'huile verte est plus abondante.

Avec l'alcool ordinaire la proportion est plus forte encore. L'intensité de la coloration augmente également, suivant qu'on emploie l'éther, l'alcool éthéré ou l'alcool ordinaire.

Quelque soit le liquide extracteur qu'on emploie, il faut maintenir le contact pendant quelques jours, puis placer dans un appareil à déplacement.

On déplace au moyen de l'eau et on distille pour obtenir la liqueur éthérée ou alcoolique que l'on a employée.

Par le refroidissement la cantharidine cristallise dans l'alambic.

Pour purifier la cantharidine on la traite par l'alcool bouillant et le noir animal.

Par son procédé, M. Thierry a obtenu par le traitement de deux kilogr. de cantharides 8 gr. de cantharidine.

Vers cette époque, MM. Plisson et Henry firent l'analyse de la cantharidine ; elle contient sur 100 parties :

Carbone	68.56
Hydrogène	8.43
Azote	9.89
Oxygène	13.15
	100.00

En 1838, dans ses recherches sur les alcalis organiques, M. V. Regnault (*Ann. de chimie et de physique*, 2 sér., t. LXVIII) a donné une analyse de la cantharidine, contrairement à MM. Plisson et Henry ; il n'y a pas reconnu la présence de l'azote. Voici ses résultats :

I.	0.326 ont donné	0.183	d'eau et	0.722	d'acide carbonique.
II.	0.350	—	0.196	—	0,783	—
III.	0.354	—	0.197	—	0.788	—

D'où :	I.	II.	III.
Hydrogène	6.23	6.22	6.19
Carbone	61.24	61.85	61.55
Oxygène	32.53	31.93	32.26
	100.00	100.00	100.00

qui conduisent aux rapports suivants :

12 at. d'hydrogène	74.9	6.04
10 — de carbone	764.4	61.68
4 — d'oxygène	400.0	32.28
	1239.3	100.00

Après Liebig, M. Lissonde a trouvé de l'azote dans la cantharidine.

Liebig donne la formule $C^6 H^7 AzO^6$.

D'après M. Lissonde 1 gr. de cantharidine pure renferme 0,0447 d'azote.

L'analyse élémentaire a donné les proportions suivantes dans les éléments constitutifs. $C = 62,95$. $H = 3,09$. $Az = 5,36$. $O = 28,60$.

MM. G. Boiraux et E. Léger (*Rép. de pharm.*, 28 octobre 1874), ont donné un procédé de préparation de la cantharidine par la benzine bouillante.

Les proportions données par les auteurs sont les suivantes :

Cantharides pulvérisées.....................	500 grammes.
Benzine bouillante........................	2 litres.
Sulfure de carbone........................	q. s.

On introduit la poudre dans un appareil à déplacement; on chauffe la benzine au B. M. dans un matras à fond plat et on la verse à plusieurs reprises sur la poudre de cantharides. La lixiviation se fait avec une régularité parfaite; la liqueur passe avec une teinte brune verdâtre; lorsque l'écoulement a cessé, on change de récipients et on déplace par de l'eau la benzine qui reste dans la poudre; on la réunit à la première; on filtre, on distille au bain de sable jusqu'à ce qu'il ne reste plus dans la cornue que 30 grammes de liquide environ que l'on verse dans une capsule de porcelaine. Au bout de vingt-quatre heures tout est pris en une masse verdâtre au milieu de laquelle rayonnent les aiguilles brillantes de cantharidine; on la jette sur un filtre, puis on la lave au sulfure de carbone; une petite quantité suffit pour entraîner toute la matière grasse et laisser intacte la cantharidine qui apparaît en longues et belles aiguilles blanches soyeuses; une exposition de quelques heures à l'air suffit pour enlever toute trace d'odeur.

Dans son travail, M. Béguin dit avoir traité 200 grammes de cantharides par de la benzine cristallisable, et n'a obtenu que 0 gr. 43 de cantharidine, soit 2 gr. 15 par kilogramme d'insectes. Ces mêmes insectes titraient 4 gr. 10 par le procédé ordinaire. M. Béguin néglige de nous dire par quelle quantité de benzine il a traité les cantharides; il a de plus employé de la benzine à la température ordinaire, de sorte qu'il ne s'est pas placé dans les mêmes conditions que MM. Boiraux et Léger.

Préparation de la cantharidine au moyen de l'éther acétique [1].

La solubilité de la cantharidine dans l'éther acétique est un fait connu; dans quelques préparations, la teinture éthérée de cantharides, par exemple, on emploie ce dissolvant. Toutefois, autant que nous avons pu nous en assurer par nos recherches, on n'avait pas étudié jusqu'ici dans quelles proportions cette solution pouvait se faire, et moins encore reconnu que la cantharidine se dissout aussi bien, sinon mieux, dans l'éther acétique que dans le chloroforme.

Ce dernier corps dissout à 18° 1 gr. 20 de cantharidine °/₀. Dans les mêmes conditions, l'éther acétique en dissout 1 gr. 26, et la solubilité augmente avec la température.

Nous fondant sur ce fait, nous avons essayé de préparer la cantharidine à l'aide de l'éther acétique. Nous avons reconnu que ce moyen d'extraction présente divers avantages. Le dissolvant employé est d'un prix moitié moins élevé que le chloroforme; le produit obtenu, plus facile à purifier, est plus beau.

La densité du chloroforme est égale à 1,48; celle de l'éther acétique à 0,9105. Grâce à cette différence considérable de densité, la quantité d'éther acétique est suffisante pour qu'on puisse en recouvrir plusieurs fois la poudre de cantharides, chose impossible à réaliser avec le chloroforme.

Les proportions généralement adoptées par les auteurs, sont deux parties en poids de chloroforme pour une partie de poudre de cantharides. Nous croyons que l'emploi de

---

[1] M. le professeur Regnauld a bien voulu insérer ce procédé dans le *Traité de Pharmacie* de Soubeiran. Nous le remercions sincèrement de cette nouvelle marque de sa bienveillance.

l'éther acétique permettra de diminuer la proportion du liquide dissolvant. Nos expériences sur ce point ne sont pas assez nombreuses pour nous permettre de donner un chiffre ; mais elles sont favorables à une diminution du liquide extracteur.

Dans les dosages comparatifs que nous avons faits en vue de déterminer le rendement de chaque procédé, en nous servant des proportions indiquées pour le chloroforme, nous avons obtenu, pour ce dernier, des résultats inférieurs à ceux donnés par l'éther acétique.

Une des causes de l'infériorité du chloroforme, c'est qu'il entraîne avec la cantharidine une forte proportion de matières étrangères emprisonnant étroitement les cristaux. Ces matières étrangères nécessitent l'emploi d'une quantité assez considérable de sulfure de carbone, et on sait maintenant que, contrairement à l'opinion de M. Mortreux, la cantharidine est soluble dans ce liquide, en proportion telle qu'elle n'est pas négligeable.

Nous n'avons pas une expérience suffisante pour songer à donner un mode opératoire particulier. Voici celui que nous avons suivi ; on pourra le modifier suivant les besoins.

Nous nous sommes servi de l'appareil à déplacement ordinaire, ou de celui de Guibourt. La poudre employée était très-fine ; c'est ainsi qu'on la trouve aujourd'hui dans nos drogueries. Cette poudre étant modérément tassée dans notre appareil, nous la recouvrons graduellement d'éther acétique, jusqu'à ce que la masse tout entière en soit imbibée, et qu'il forme une légère couche liquide à la surface. Nous laissons macérer en cet état, au moins pendant vingt-quatre heures, puis ouvrant le robinet, nous donnons passage à l'éther, qui est très-chargé de cantharidine et de matière verte. Ceci fait, le robinet étant fermé, nous ajoutons assez d'éther acétique (une quantité sensiblement égale à celle qui s'est écoulée) pour recouvrir la poudre comme précédemment, et nous laissons macérer de nouveau. On continue ainsi jusqu'à épuisement du liquide extracteur. Les dernières portions d'éther, lorsqu'on en emploie deux parties en poids pour une partie de poudre, coulent à peine colorées en vert.

Nous devons faire intervenir ici l'influence de la température. Nous n'avons pu faire un assez grand nombre d'expériences sur ce point; nous pensons cependant qu'il y a un avantage très-marqué à maintenir l'appareil ou le liquide dissolvant à une température supérieure à celle de l'atmosphère, température qu'il faudrait déterminer par des essais comparatifs. C'est ainsi que nous avons laissé notre appareil dans une étuve chauffée à 35°, pendant tout le temps qu'a duré l'opération. La quantité de cantharidine obtenue a été supérieure à celle fournie par le traitement fait dans les conditions ordinaires de température. Toutefois, quand l'essai ne porte que sur de faibles quantités de cantharides, la proportion d'éther acétique étant plus que suffisante pour dissoudre la cantharidine, les résultats ne sont pas aussi tranchés. Il faudrait donc rechercher si, en employant moins d'éther acétique, et si, en portant ce dissolvant à une température supérieure à celle du milieu ambiant, on obtiendrait un rendement égal à celui obtenu dans les conditions normales. C'est ce que nous nous proposons de faire.

On pourrait déplacer les dernières portions d'éther acétique par de l'alcool concentré à 90° par exemple; mais l'usage de l'alcool doit, selon nous, être repoussé, parce qu'il dissout des matières étrangères à la cantharidine, matières qui rendent la purification plus laborieuse, et conséquemment font perdre du produit. Nous déplaçons l'éther acétique par de l'éther acétique, et nous recueillons la partie retenue finalement par la poudre, en passant rapidement celle-ci à la presse.

Quant au liquide éthéré chargé de cantharidine et de matière verte, on le soumet à la distillation pour recueillir l'éther acétique. Celui-ci a généralement besoin d'être rectifié pour servir à une nouvelle opération.

Le produit abandonné par l'éther acétique est formé par des cristaux de cantharidine en suspension dans une matière grasse verte; on laisse déposer ce mélange et on décante, les cristaux ayant gagné la partie inférieure du vase et s'y étant agglomérés. Il ne faut point rejeter cette matière verte, qui retient parfois de petits cristaux de cantharidine, qu'elle abandonne au bout d'un certain temps.

Les cristaux étant assez grossièrement débarrassés de l'huile verte par décantation, nous les étendons en couche mince sur plusieurs doubles de papier à filtrer, qui absorbe très-bien la matière grasse verte. Ceci fait, on recueille les cristaux et on les lave avec la plus petite quantité possible de sulfure de carbone. Si on veut les avoir complétement blancs, il suffit de les redissoudre dans l'éther acétique, et de décolorer par le noir animal lavé. Le charbon, ainsi que nous nous en sommes assuré, ne retient pas la cantharidine, et il suffit, pour chasser les dernières portions d'éther acétique chargé de cantharidine, de laver le noir avec une petite quantité d'éther acétique pur. Abandonné à l'évaporation spontanée, l'éther donne naissance à de magnifiques cristaux.

Lorsque les cristaux primitifs sont très-impurs, et que la matière grasse verte est très-abondante, l'éther acétique entraîne un corps gras jaune qui colore légèrement les cristaux. Il suffit d'une seconde cristallisation pour les purifier complétement.

Nous n'avons pas fait une étude particulière de la matière

grasse verte, qui retient de la cantharidine en solution, car elle est vésicante. La cantharidine retenue doit être en faible proportion. Dans tous les cas, si on opérait sur de grandes quantités de poudre, on pourrait retirer, par un procédé que nous étudions, la portion restée dissoute dans l'huile.

Cette huile verte doit sa couleur à la chlorophylle.

Le *Journal de pharmacie et de chimie* publia, en 1851, le procédé de M. William Procter, pour la préparation de la cantharidine. En voici la description : Traiter dans un appareil à déplacement un certain poids de cantharides par un poids double de chloroforme. Après quarante-huit heures de macération, on laisse écouler le liquide et on opère le déplacement à l'aide de l'alcool à 0,835. La liqueur chloroformique ainsi obtenue, soumise à l'évaporation spontanée, laisse pour résidu un réseau de cantharidine cristallisée, retenant dans ses mailles une certaine quantité d'huile verte. Après un repos de quarante-huit heures, le résidu est placé sur plusieurs doubles de papier joseph, pour faire absorber l'huile et dégager les cristaux. Ceux-ci redissous alors dans un mélange de chloroforme et d'un peu d'alcool, sont obtenus à peu près purs, dit M. Procter, après évaporation spontanée.

M. Mortreux, pharmacien français (*Journal de pharmacie et de chimie*, 1864), conseilla de traiter le résidu chloroformique par le sulfure de carbone, qu'il croyait ne dissoudre absolument que les corps gras. Mais depuis, nous le verrons bientôt, on a reconnu que le sulfure de carbone dissolvait une quantité notable de cantharidine.

Depuis la publication de ce procédé, M. Béguin a recherché l'action dissolvante du sulfure de carbone sur les cantharides. Cinquante grammes de ces insectes ont été traités par ce liquide, dans l'appareil de Payen ; la solution obtenue était brune; elle laissa déposer au fond du ballon les cristaux très-ténus, qui ont été séparés par simple filtration; séchés et redissous dans le chloroforme bouillant, ils pesaient 0 gr., 15 et étaient constitués par de la cantharidine bien blanche. Les mêmes insectes ont été essayés par le procédé ordinaire; ils ont encore donné 0 gr.,03 de cantharidine pure. Une seconde opération a confirmé, comme la première, les résultats donnés par Dragendorff.

Les procédés employés jusqu'à ce jour n'avaient pas permis de préparer, au moins à notre connaissance, des cristaux aussi nets et d'un volume aussi considérable que ceux obtenus par nous.

M. Jannetaz a bien voulu les examiner et en déterminer la forme. Ce savant cristallographe, auquel nous exprimons toute notre reconnaissance, a reconnu que les cristaux de cantharidine que nous lui présentions étaient des prismes obliques à base rhombe.

M. Lissonde ayant obtenu des aiguilles allongées, les a examinées au microscope, et leur a assigné comme forme cristalline, le prisme droit à base rhomboïdale.

Les auteurs ont beaucoup varié dans l'appréciation de la forme cristalline de la cantharidine; elle a surtout été décrite sous forme de paillettes micacées.

Les huiles d'olives et d'amandes douces la dissolvent à chaud et la laissent déposer à froid. L'acide sulfurique concentré et chaud se colore en dissolvant la cantharidine; l'eau la précipite de sa solution. Les acides chlorhydrique et azotique la dissolvent aussi à chaud, mais sans se colorer. Elle est également un peu soluble dans l'acide sulfurique froid et dans l'acide lactique.

Suivant quelques auteurs, l'ammoniaque serait sans action sur la cantharidine; l'ammoniaque dissout, au contraire, très-bien la cantharidine. Pour Orfila et pour Procter, cette solubilité n'était qu'un phénomène d'ordre purement physique ; nous savons maintenant qu'il y a une véritable combinaison.

On a cru longtemps que l'eau ne dissolvait pas la cantharidine pure ; le travail qui suit prouve qu'il n'en est pas ainsi :

Nous lisons dans le *Journal de pharmacie et de chimie*, la traduction d'un passage d'une thèse de Dorpat, sur la solubilité de la cantharidine. Cette thèse est de M. E. Rennard. Nous citons textuellement le traducteur : « Si l'on fait bouillir pendant cinq minutes de l'eau distillée sur la cantharidine du commerce (Marquart), le liquide filtré bouillant, évaporé à une température de 18°, retient 0 gr. 026 de cantharidine pour 100 parties d'eau. On a eu soin de dessécher le résidu de l'évaporation du liquide à 100°. En faisant le calcul de la cantharidine laissée sur le filtre, la solubilité a été trouvée, dans deux expériences, de 0 gr. 0203, et 0 gr., 021 pour 100.

De la cantharidine a été agitée pendant huit jours dans de l'eau distillée ; le liquide filtré a laissé à l'évaporation 0 gr. 0266 pour 100 de cantharidine. La cantharidine de l'expérience précédente agitée pendant huit jours dans de l'eau distillée, a donné une solution contenant 0 gr. 022 pour 100 de cantharidine.

Une solution aqueuse de cantharidine saturée à chaud, puis refroidie, que l'on a trois fois agitée avec un égal volume d'éther, ne cède à ce liquide qu'une partie de la cantharidine qu'elle renferme. Dans un premier cas, l'eau retenait 0 gr., 0185 pour 100 de cantharidine ; dans un second, 0 gr., 0184 pour 100.

L'eau distillée mise au contact de la cantharidine pure en dissout 0.15 pour 100 de son poids.

L'eau bouillante en dissout............ 0,297 p. 100
Une deuxième expérience a donné..... 0,290 —
L'alcool bouillant à 99 p. 100 (Tralles) en
   dissout............................. 0.168 —
Une deuxième expérience a donné..... 2.03 —

Le même alcool que l'on a fait bouillir sur de la cantharidine, puis filtré après quarante-huit heures de refroidissement, retient 0 gr., 1053 pour 100 de cantharidine. Une deuxième expérience a donné 0 gr., 1033 pour 100.

On a fait macérer de l'alcool pendant cinq jours, le liquide filtré, évaporé, à une température de 30 à 35°, a laissé un résidu qui, desséché pendant deux jours sur l'acide sulfurique, contenait 0 gr. 127 de cantharidine pour 100 d'alcool. Une deuxième expérience a donné 0 gr. 123 pour 100 du poids de l'alcool. Ces deux résidus de cantharidine desséchés à 100°, pesaient encore 0 gr., 109 et 0 gr., 11.

L'alcool à 85° p. 100 (Tralles) en dissout. 0.862 p. 100
La cantharidine agitée deux fois avec
   l'alcool lui cède..................... 0.63 —
La benzine bouillante en dissout....... 3.38 —
   — froide..................... 0.51 —
L'acide chlorhydrique bouillant (D. 1.17)
   en dissout......................... 0.3 —
L'acide chlorhydrique froid (D. 1. 17) en
   dissout............................. 0.137 —

En distillant 100 grammes de cantharides, 10 centim. cub. d'acide sulfurique et 150 cent. cub. d'eau, on a retiré 150 centim. cub. d'un liquide auquel on a ajouté un peu de potasse caustique liquide ; au bout de quelques jours, le liquide a été sursaturé par l'acide sulfurique et agité avec du chloroforme. Ce dernier a laissé, par son évaporation 0 gr. 0105 de cantharidine. (Nº mai 1873).

La potasse et la soude liquides, à froid, dissolvent la cantharidine ; mais celle-ci est précipitée par l'addition d'acide acétique.

La cantharidine est inflammable et brûle avec une flamme bleue, fuligineuse, sans laisser de résidu (Béguin).

Un mélange de cantharidine et de chlorure de sodium soumis à la dialyse, communique au liquide extérieur des propriétés vésicantes. Soubeiran est le premier qui ait observé, que bien que la cantharidine fut peu soluble dans l'eau, sa solubilité pouvait cependant être augmentée au moment où elle est précipitée de ses solutions par un acide fort. Dragendorff a fait de nouveau la même observation, et il ajoute que la cantharidine se dissout plus facilement dans l'eau chaude, l'eau salée et l'eau acidulée que dans l'eau distillée froide.

La benzine, l'éther, le chloroforme et l'alcool amylique, l'enlèvent aussi facilement aux solutions acides qu'aux liquides dans lesquels elle n'est qu'en suspension. La cantharidine pourrait, par suite, être recherchée comme les alcaloïdes, si l'on était sûr qu'elle fût complétement enlevée (Dragendorff).

Nous avons dit plus haut qu'on pensait que la cantharidine résistait à l'action de l'ammoniaque. M. Dragendorff croit, au contraire, que l'ammoniaque donne naissance à une combinaison particulière, de nature amidique peut-être, qui n'est pas précipitée par les acides; la même combinaison pourrait se produire pendant la putréfaction ; mais elle est décomposable pendant l'évaporation avec de la potasse.

La cantharidine est facilement enlevée par la vapeur d'eau et celle d'alcool :

> A 18° l'éther dissout 0 g. 11 de cantharidine p. 100
> — le chloroforme 1 g. 20   —   —
> — la benzine,   0 g. 20   —   —

Ce dernier chiffre aurait besoin d'être vérifié à nouveau; il diffère de celui donné par M. Rennard.

Le bichromate de potasse et l'acide sulfurique décomposent la cantharidine ; il se forme du sulfate vert de chrome. (Dragendorff).

L'hypermanganate de potasse en solution alcaline, l'acide iodhydrique, l'amalgame de sodium (en solution alcoolique), n'ont pas d'action sur elle.

M. Béguin a essayé le pouvoir dissolvant des huiles lourdes de pétrole sur la cantharidine ; en employant 50 grammes de cantharides, il n'a obtenu que des traces de principe actif ; ces mêmes insectes traités par l'éther ont donné 0 gr. 16 de cantharidine.

La cantharidine est fusible à 210 gr. Elle se volatise plus haut et se condense sous forme de paillettes brillantes.

M. Lissonde a donné une disposition ingénieuse pour la sublimation de la cantharidine. On prend deux capsules dont les bords puissent s'adapter exactement l'un contre l'autre, on les sépare par un diaphragme de papier joseph, percé de petits trous. On lute, et on porte la cantharidine mélangée à du sable, et placée dans la capsule inférieure à une température de 210°, on peut ainsi obtenir, et sans danger, des aiguilles mesurant 0^m 025 de longueur.

D'après ce même auteur, la cantharidine n'exercerait aucune action sur la lumière polarisée.

A quelle série de corps faut-il rapporter la cantharidine ?

Jusqu'aux récents travaux de MM. Blum, Masing et Dragendorff, ce principe actif était considéré comme une substance neutre. Ces chimistes ont combiné la cantharidine avec les bases, et ont conclu de leurs recherches que c'était un anhydride, qui, en se combinant avec ces corps, fixe deux équivalents d'eau, et donne des sels ayant pour acide l'acide cantharidique $C^{10} H^6 O^4$, 2 HO. Suivant MM. Masing et Dragendorff, cet acide n'existerait pas à l'état libre, mais pourrait cependant se combiner avec les oxydes métalliques.

Voici, d'après nos recueils scientifiques, le résumé de ces travaux si intéressants :

BLUM a découvert (*Viertelj. Ph.* 1866), que, par le traitement des cantharides pulvérisées par la magnésie, il se forme un composé basique de cantharidine et de magnésie qui possède la propriété vésicante, à un aussi haut degré que la cantharidine pure. Il conclut que la cantharidine n'est pas un corps indifférent comme on le supposait, et qu'elle a une tendance marquée à former des sels basiques. Le composé magnésien a une réaction alcaline, il est soluble dans l'eau, insoluble dans l'éther et dans le chloroforme, mais il se dissout plus facilement dans l'huile chaude que la cantharidine pure.

Masing et Dragendorff (*New repert. de Pharm.* 1867, et *Journal de pharmacie et de chimie*).

Ainsi que nous l'avons dit plus haut, ces auteurs considèrent la cantharidine comme une sorte d'anhydride capable de fixer l'eau, la cantharidine étant représentée par la formule $C^{10} H^6 O^4$, et l'acide cantharidique par $C^{10} H^8 O^6$. Cet acide est peu stable suivant ces auteurs, et la cantharidine se régénère et se sépare toutes les fois qu'un cantharidate est traité par les acides.

En chauffant de la cantharidine avec de la potasse ou de la soude pendant quelque temps au bain-marie, on obtient après concentration une cristallisation nacrée, blanche, plus soluble dans l'eau que dans l'alcool, et moins soluble encore dans l'éther et le chloroforme, la dissolution est alcaline et exerce même à l'état de dissolution une action vésicante énergique.

A ce sel, les auteurs attribuent la formule $C^{10} H^7 O^8$, KO + HO. Le cantharidate de soude a la même formule et les mêmes propriétés.

Les sels de lithine et d'ammonium sont anhydres et partagent les propriétés générales des précédents.

Ceux de baryte, de strontiane et de chaux sont insolubles. On les obtient par voie de double décomposition. Pour le premier, on a employé de l'iodure de baryum. Les cantharidates de zinc et de magnésie, obtenus directement, mais en vases clos à 100°, cristallisent en aiguilles, plus solubles dans l'eau et dans l'alcool à froid qu'à chaud.

Le sel de cadmium étant peu soluble, se prépare en décomposant le cantharidate de potasse par l'iodure de cadmium. Celui de cuivre constitue un précipité grenu formé de tables microscopiques, celui de plomb, un précipité blanc également cristallin.

Les auteurs ont encore examiné les cantharidates de glucine, d'alumine, de nickel, de cobalt, de mercure, d'argent, d'étain et de palladium, tous insolubles dans l'eau. Pour le cantharidate de bismuth, on a suivi le procédé avec lequel on a pu préparer le cantharidate de zinc. Le cantharidate de chrome est le seul composé alcalin qui soit soluble dans le chloroforme.

D'après M. Berthelot, l'acide cantharidique serait un homologue de l'acide pyruvique, la cantharidine étant son anhydride.

M. Gubler a émis une opinion contraire à celle que nous venons d'exposer. D'après lui, la cantharidine préalablement combinée à l'eau, peut ensuite s'unir aux autres oxydes métalliques, mais non sans avoir subi un changement d'état moléculaire ou de structure. Il se base sur ce que l'acide acétique précipite des cantharidates alcalins, de la cantharidine et non de l'acide cantharidique. Seulement, ajoute ce savant professeur, c'est une cantharidine plus volatile et plus soluble, peut-être plus active que la forme ordinaire, et il se demande si Soubeiran qui attribue à la cantharidine une volatilité plus grande, n'aurait pas rencontré cette modification allotropique peu connue et signalée par lui.

M. Gubler, qui considère la cantharidine comme un corps neutre, revient sur cette théorie, mais à un autre sujet. Nous citons ses propres paroles : « Il ne faudrait pas croire qu'un poids donné de cantharides eût exactement son équivalent pharmacodynamique dans un poids de cantharidine pure, égal à celui qu'il est censé contenir. Les analyses de Thierry et celles de Lissonde permettent en effet d'évaluer à $\frac{1}{250}$ au moins à $\frac{1}{200}$ au plus la proportion de cantharidine contenue dans les cantharides de bonne qualité ; à ne tenir compte que de ce chiffre, l'insecte en nature devrait donc se montrer deux cents fois moins actif que le principe immédiat auquel il doit sa puissance. Eh bien ! l'expérience nous apprend que la différence indiquée par le calcul est dix fois trop forte. Par exemple, deux grammes de cantharides qui ne renferment qu'un centigramme de cantharidine, agissent autant qu'un décigramme de cette dernière substance [1]. M. Gubler ajoute : on doit attribuer, selon moi, cette infériorité relative de la cantharidine pure cristallisée, à un changement d'état moléculaire subi pendant la préparation. »

Nous rapporterons également l'opinion d'un jeune médecin, M. Guizot (Thèse 1864), qui ne manque pas d'originalité.

— « Sans avoir la prétention d'innover, en chimie, ce qui serait très-déplacé de notre part, nous ne pouvons cependant pas nous défendre de l'idée d'un rapprochement entre cette substance et les *résines* ordinaires. Que l'on considère les éléments chimiques qui entrent dans leur composition, ou les liquides qui les dissolvent les uns et les autres ; enfin, physiologiquement, si nous portons nos regards sur l'organe spécialement chargé de les éliminer, nous

---

[1] Cette manière de voir ne nous semble pas concorder avec les faits, et nous serions très-heureux si nos expériences pouvaient modifier l'opinion du sympathique professeur.

sommes forcément conduits à reconnaître entre elles un lien de confraternité. »

Pharmacologie.

Dans le rapide historique que nous tracerons de l'emploi descantharides, nous passerons volontairement sous silence les formes diverses plus ou moins étranges dont l'art de guérir s'est servi. Il suffira de quelques indications notées en passant pour en donner une idée exacte. Quant à la question pharmaceutique proprement dite, elle nous reste tout entière à traiter. Cette question nous paraît être entrée dans une voie de progrès, au moins pour ce qui regarde les modifications apportées aux vésicatoires. La lacune qu'on tend à combler avait été signalée par Parmentier, comme nous le verrons plus loin.

Nous aurons peu de chose à dire sur la récolte des cantharides. Elle se fait à peu près maintenant comme aux temps les plus reculés. Seul, le moyen de les faire périr a beaucoup varié. La méthode le plus communément employée est celle-ci : le matin, alors que ces insectes n'ont pas encore été tirés de leur engourdissement par les rayons du soleil, on étend des draps sous les arbres où ils sont groupés. Par de fortes secousses imprimées aux arbres, ils tombent; on les recueille et on les fait périr. Le moyen le plus anciennement et le plus communément usité est le vinaigre chauffé, aux vapeurs duquel on les soumet.

Dans l'exposé que nous allons faire des méthodes employées pour la conservation des cantharides, nous verrons que plusieurs moyens de destruction se confondent avec les moyens de conservation.

Différents auteurs ont recommandé de faire cette récolte le soir, après le coucher du soleil.

Lorsqu'elles sont réunies en essaim, les cantharides répandraient une odeur toute caractéristique, trahissant leur présence.

Parmentier décrit un mode de récolte qui se rapproche beaucoup de celui donné par Dioscorides. On les enferme promptement, dit-il, dans des vaisseaux de bois ou de terre qu'on a exprès disposés pour cela. Elles restent ainsi enfermées pendant vingt-quatre heures, plus ou moins, après quoi on les expose dans un grenier bien ouvert, sur des claies garnies de toile ou de papier, pour les faire sécher.

Ce savant manifeste peut-être des craintes un peu trop exagérées au sujet des personnes qui s'occupent de la récolte et de la dessiccation de ces précieux insectes.

« Souvent, dit Parmentier, elles éprouvent des ophthalmies, de la chaleur à la peau et des démangeaisons considérables. Souvent aussi, elles ressentent des douleurs du côté de la vessie, quelquefois si vives, qu'il en résulte une difficulté d'uriner qui dure plusieurs jours. Tous ces accidents se dissipent par l'usage des bains, des boissons telles que l'infusion de graines de lin ou de racine de guimauve. Le camphre produirait également de bons effets. »

M. Berthoud n'est pas d'avis qu'il faille tant s'inquiéter de dangers que peut faire courir la récolte des cantharides, et il affirme que s'étant souvent livré à cette occupation il n'a jamais éprouvé d'accident, même en ne prenant aucune précaution.

Nous allons maintenant passer rapidement en revue les procédés donnés pour assurer la conservation des cantharides.

Voici d'abord, d'après M. Gobley, les caractères que doivent présenter des cantharides parfaitement conservées. Il faut qu'elles soient sèches, nouvelles, entières, vertes, d'une odeur pénétrante toute spéciale et non putride, et qu'elles aient acquis toute leur croissance. D'après M. Neutwich, les jeunes ne jouiraient pas de la propriété épispastique. Il faut rejeter celles qui sont jaunâtres, brisées, mélangées d'élytres, de pattes détachées, de poussière et d'acarus ; enfin, il est utile de doser la cantharidine qu'elles contiennent : 100 parties de cantharides pulvérisées doivent fournir au moins 0,50 de cantharidine.

Le but maintenant posé, il nous faut passer aux moyens proposés pour l'atteindre.

Matthiole, dans ses *Commentaires sur Dioscorides* (trad. de du Pinet), dit : « Il faut les mettre en un pot de terre qui ne soit poissé ni plombé et lui boucher l'entrée avec un seul linge qui soit clair, blanc et net ; puis il faut faire bouillir du plus fort vinaigre qu'on pourra rencontrer et mettre ce pot, l'entrée en bas, sur la fumée dudit vinaigre et l'y tenir jusques à ce que les cantharides soient du tout mortes. Cela fait, il les faut enfiler l'une après l'autre et les garder pour s'en servir. »

Il recommande de faire périr les buprestes de la façon suivante : « Il les faut tenir suspendues en un crible, sur des cendres chaudes, jusques à ce qu'elles soient un peu rôties ; puis on les serre pour s'en servir. »

Parmentier propose le moyen suivant : « On renferme les cantharides dans des boîtes ou des barils revêtus intérieurement de papier, après avoir eu la précaution de les sécher complétement, sans quoi elles contracteraient bientôt une odeur détestable qui, annonçant qu'elles ont passé à la fermentation putride, avertirait qu'il ne faut plus compter sur leurs effets vésicants. »

En 1827, M. Guibourt proposa, dans le *Journal de Pharmacie*, de soumettre les cantharides très-récentes, à une complète dessiccation à l'étuve, à une chaleur suffisante pour faire périr les insectes, ou leurs œufs et leur larves; enfin de les enfermer dans des vases bien secs et bien clos.

M. Wislin conseille quelque temps après l'emploi du procédé d'Appert, qui a donné de bons résultats, suivant quelques auteurs et en particulier, suivant M. Ferrer. Ce procédé consiste à maintenir pendant une demi-heure dans des bouteilles à une température de 80° des cantharides entières ou en poudre, et de conserver ces bouteilles dans une cave ou en magasin. (*J. de Pharmacie*, 1836.)

M. Riquet, dans le *Journal de Chimie médicale*, propose pour faire périr et conserver les cantharides de les mettre dans un bocal hermétiquement fermé et de les exposer pendant quelques heures au soleil; pour opérer plus promptement on peut ajouter quelques gouttes d'éther.

M. Bianchetti, *Journal de Chimie médicale*, 1827, propose pour la conservation des cantharides de les introduire, après les avoir fait sécher dans un pot à col étroit avec un verre d'alcool. Il faut fermer aussitôt l'embouchure de ce pot avec une vessie ou du parchemin mouillé. L'alcool forme à la surface une couche spiritueuse qui s'oppose à la formation des vers. On peut également les conserver dans des vases en verre, à la condition toutefois de les tenir à l'abri de la lumière. Ce procédé a donné à l'auteur des résultats excellents.

M. Nivet, alors interne à l'hôpital des enfants, dans une note publiée dans le *Journal de Pharmacie*, 1835, contrairement à l'opinion émise par M. Farines prétend que le camphre ne préserve pas les cantharides entières des larves de l'anthrène, mais qu'il fait périr les mites de la cantharide.

M. Piette, 1834, adopte le procédé suivant : « Mettre les cantharides vivantes dans un vase à large ouverture, de verre ou de terre vernissée, et verser suivant le nombre d'insectes contenus dans le vase, un filet plus ou moins prolongé d'essence de lavande, de romarin ou d'une labiée quelconque. »

On a conseillé également de les conserver en vase clos, avec du mercure au fond du vase.

M. Stanislas Martin, dans le *Bulletin de Thérapeutique*, préconise l'emploi de l'éther sulfurique rectifié; voici les proportions données par cet auteur.

> Cantharides entières ou en poudre...... 500 gr.
> Éther sulfurique rectifié............... 100 »

Mêlez et introduisez dans des flacons bouchés à l'émeri.

Dans le *Journal de Pharmacie* de 1850 M. Lutaud, après de nombreuses recherches, propose le chloroforme à la fois pour tuer et pour conserver les cantharides.

M. Fumouze, qui fait un commerce important de cantharides, les conserve de la manière suivante : « Dans une grande caisse en bois, il met 100 kilogr. de cantharides. Après avoir fermé cette caisse, il colle sur toutes les jointures des bandes de papier et la place dans une pièce parfaitement sèche et à l'abri des variations de température. Ce procédé, à vrai dire, ne détruit pas les insectes, mais cela importe peu suivant ce pharmacien, qui admet que les animaux destructeurs de la cantharide, ne mangent pas la cantharidine. Par des expériences directes M. Fumouze a, en effet, établi, que la cantharidine n'est pas détruite par les animaux destructeurs, puisqu'on la retrouve dans les vermoulures. Il a observé un fait très-curieux dans le cours de ses expériences à savoir que des cantharides anciennes et bien conservées, quoique ne donnant plus de cantharidine, traitées par le chloroforme possédaient encore leur pouvoir vésicant. Cette particularité n'a pas encore été expliquée. L'humidité est une cause très-puissante de l'altération des cantharides, aussi M. Fumouze recommande-t il, comme nous l'avons vu, de les conserver dans un endroit très-sec.

Dans le *Pharmaceutical Journal*, mars 1869, M. Holloway propose d'imprégner d'alcool légèrement chloroformé les flacons bien bouchés où la poudre de cantharides est conservée. Cette petite quantité d'alcool répand dans l'air du flacon un peu de vapeur spiritueuse qui éloigne les insectes rongeurs de cet utile coléoptère.

M. Montané, de Moissac, propose pour la conservation des cantharides le moyen suivant : on remplit des sacs de papier gris de cantharides nouvellement récoltées et séchées, on les suspend dans l'intérieur d'une cheminée, où le feu se fait très-fréquemment. La température ne doit jamais dépasser 50°; ainsi embaumées par les principes antiseptiques de la fumée, les cantharides résistent parfaitement à la voracité de leurs ennemis. (*Un. Pharm.*, 1867.)

Lorsque, par une raison quelconque les cantharides deviennent la proie des insectes, elles constituent un état particulier auquel on a donné le nom de vermoulure. Un grave débat s'est élevé sur la question de savoir si les cantharides conservaient, alors qu'elles étaient vermoulues, une propriété vésicante efficace. Nous allons exposer tous les éléments de cette intéressante discussion que nous avons pu réunir.

Parmentier, dont l'avis est encore d'un grand poids dans les questions pharmaceutiques, formule ainsi son opinion : L'expérience a démontré qu'en vieillissant, elles n'avaient rien perdu de de leur énergie, et qu'il en était vraisemblablement des cantharides comme de certaines matières charnues et résineuses, dans lesquelles les insectes n'attaquent que les parties les moins actives. L'expérience a encore démontré que les cantharides avaient un effet d'autant plus prompt et marqué, que la poudre employée était moins fine, qu'elle provenait plutôt des premières pilées que des dernières.

Foerster (*Canth. historia nat. chem. et med., Argentor,* 1776.) émet l'avis qu'alors que les cantharides sont tombées en poussière, elles ne sont pas privées pour cela de leur vertu vésicante.

Deméal, croyait que les insectes qui dévorent les cantharides, respectaient la cantharidine. S'il en était ainsi la vermoulure de cantharide serait plus active, que les cantharides elles-mêmes. Cependant, il n'en n'est rien. L'hypothèse la plus vraisemblable, est celle de M. Gobley qui dit : les insectes attaqués sont toujours anciens, et il est probable qu'ils ont déjà perdu par la vétusté ou d'autres causes, partie ou totalité de leur principe vésicant.

Cloquet rapporte que le docteur Wauthers s'est servi pour son usage journalier, pendant 27 ans, de cantharides contenues dans une même caisse, et qu'elles ont toujours présenté le même degré d'activité.

En 1825, M. Limousin Lamothe adressa à la Société de Pharmacie de Paris la formule d'un emplâtre-vésicatoire, très-efficace selon lui, préparé avec des cantharides vermoulues. Mais ce fait ne fut pas reconnu exact.

M. Dubuc, de Rouen, communiqua quelque temps après à la même société une observation tendant à prouver que les vermoulures de cantharides bien récoltées et conservées en lieu sec, n'avaient pas perdu leur pouvoir vésicant, mais qu'il n'en est plus de même, si ces vermoulures avaient été exposées à l'humidité, qui causerait, suivant cet auteur, une sorte de fermentation putride.

Vers la même époque Robiquet, ayant fait des recherches dans le même sens, trouve que les insectes vermoulus fournissaient moins de cantharidine que les insectes bien conservés.

En 1826, M. Derheims, de Saint-Omer, se basant sur des expériences publiées dans le *Journal de Pharmacie*, constata l'inefficacité complète de la vermoulure. M. Farines, au contraire, avait établi la proportion suivante entre le pouvoir actif de la vermoulure, et des cantharides récentes, dans le rapport de 7 à 10, 5.

MM. Guibourt et Virey n'ont pas trouvé de cantharidine dans de la vermoulure qu'ils avaient traitée par l'éther.

Beaucoup plus tard, M. Berthoud rapporte dans sa thèse, que 125 gr. de vermoulure lui ont donné 0,094 de cantharidine.

Il était nécessaire de concilier toutes ces opinions différentes, et même contradictoires. M. Ferrer a essayé de le faire dans sa thèse, mais nous n'osons pas dire qu'il y ait réussi. Cet auteur suppose que les insectes absorbent les cantharides et la cantharidine, et que ce dernier principe actif serait transformé dans l'organisme à la manière des autres substances. C'est ce qui expliquerait qu'un emplâtre exclusivement formé avec des larves destructives, séparées avec soin des cantharides vermoulues, n'avait produit aucun effet vésicant au bout de 28 heures. A cette cause de destruction de la cantharidine il faudrait joindre la volatilisation spontanée. Les conditions les plus favorables à cette disparition du principe actif sont l'accès de l'air et un milieu humide.

M. Ferrer explique ainsi le cas particulier de M. Dubuc exposé plus haut, c'est que la vermoulure dont il a fait usage avait été conservée dans un vase bien exactement bouché, et dans un lieu bien sec, et que ces conditions sont défavorables au développement des larves.

Les cantharides ont eu quelques démêlés avec la juridiction papale, mais nous ne nous attendions pas à les voir apparaître de nouveau devant les tribunaux. Voici à quel propos : Dans les comptes rendus de la Société des Sciences Médicales de l'arrondissement de Gannat, 14ᵉ année, p. 23, 1860, nous lisons que le parquet de cette ville, posa à M. Fortineau la question suivante: Les cantharides altérées ou non, peuvent-elles déterminer le charbon ?

Le docteur Secretan *pense* que le charbon spontané peut, en raison de certaines idiosyncrasies, se développer sur la plaie d'un vésicatoire. Il cite des cas de gangrène. M. Mignot pense que la cantharide ne peut être ici qu'un agent de transmission. Elle s'est arrêtée sur un animal charbonneux, y a puisé le virus, et en est resté dépositaire en quelque sorte jusqu'au moment où appliquée

comme topique elle a produit, du même coup, vésication et charbon. Mais dit M. Mignot, la cantharide n'est pas carnivore, elle vit
de feuilles, de fleurs, de végétaux, jamais on ne l'a vue s'arrêter
sur des animaux. Il est dès lors difficile qu'elle puisse s'imprégner
de virus charbonneux.

En supposant pour un moment qu'il pût en être ainsi, les mani-
pulations pharmaceutiques que doit subir la cantharide avant d'être
employée en vésicatoire détruiraient certainement le virus. Il est
beaucoup plus simple d'expliquer le fait qu'à observé M. Mignot,
par cette circonstance qu'une mouche charbonneuse s'est arrêtée
pendant le pansement sur le derme mis à nu.

Ce débat judiciaire avait été occasionné par la mort d'une personne à la suite de l'emploi d'un vésicatoire, et naturellement la
responsabilité du pharmacien avait été engagée.

C'est un point curieux de l'histoire des cantharides que nous
n'avons pas voulu laisser dans l'ombre.

M. Pons, dans le *Bulletin des travaux de la Société de Pharmacie de
Bordeaux*, s'est rallié, en 1860, à l'opinion émise par M. Ferrer, et il
conclut à l'emploi des cantharides avariées, pourvu qu'elles soient
sèches et friables, mais le repousse lorsque la poudre est humide.

M. Berthoud (thèse 1856) a étudié l'activité de la vermoulure de
la cantharide ; il a traité par la méthode de Thierry, légèrement
modifiée : 1° 250 grammes d'abdomen et de thorax ou parties
molles; 2° 125 grammes d'élytres, ailes membraneuses, tête, antennes,
pattes, qu'il nomme parties cornées ;

3° 125 grammes de vermoulures obtenues par la tamisation de la
cantharide.

La première expérience lui a fourni $0^{gr},423$ de cantharidine.
La seconde   —   —   0 »,053   —
La troisième   —   —   0 »,094   —

Les résultats fournis par les deux premiers essais, ont dans le
rapport de 4 à 1. Le troisième a fourni les 3/5 de ce qu'aurait donné
le même poids de cantharides.

M. Fumouze a proposé de dessécher les cantharides à l'étuve,
mais à une température ne dépassant pas 100°. Ayant maintenu à
125° des cantharides qui lui avaient donné 5 grammes de cantharidine, il n'a pu en tirer que 3 grammes après 36 heures de séjour
dans cette étuve. Le même auteur repousse le séchage à l'air libre,
parce qu'il permet aux insectes dont les larves vivent aux dépens
des cantharides de venir y déposer leurs œufs, et que les petits acariens qu'on y rencontre s'y introduisent probablement pendant
qu'elles sont exposées à l'air.

M. Lissonde a continué les recherches de M. Fumouze, et il a fait des expériences comparatives pour déterminer la quantité de cantharidine perdue à diverses températures. Cette perte est proportionnelle à la température et au temps pendant lequel elle a été maintenue.

« 100 grammes d'insectes récents dosant 0,335 de cantharidine m'ont donné par une température constante de 95° après 16 heures de séjour à l'étuve que 0,280 de principe actif. 100 grammes du même échantillon pendant le même temps avec une chaleur de 115° ont donné 0gr,215.

Et 100 gram. chauffés pendant 10 heures à 130° ont fourni 0,185 de cantharidine, à peine seulement la moitié de leur valeur primitive.

M. Lissonde proscrit avec raison l'emploi de l'étuve pour la conservation des cantharides, et propose de les exposer tout simplement sur des claies à l'action d'un vif courant d'air sec.

Cet auteur a fait également des expériences probantes sur l'action de l'humidité sur les cantharides au point de vue de la conservation du principe vésicant. Il arrive aux conclusions suivantes : « Les animaux destructeurs, tout en ne ravageant que les parties molles, ne mangent nullement la cantharidine ; 2° l'humidité est la principale cause de la perte des propriétés des insectes vésicants ; 3° sans elle les vermoulures obtenues posséderaient une grande énergie, et leur rendement en cantharidine serait presque celui de l'insecte à l'état sain et complet.

Quels sont les insectes qui vivent aux dépens des cantharides ? Cette question a été longuement et savamment traitée par M. Fumouze. Il a montré à cette occasion qu'il possédait des connaissances très-étendues en histoire naturelle, et il a tiré de cette étude tout le parti qu'il était permis d'en attendre.

Il ne nous est pas possible de le suivre dans tous ses développements, qui sont d'un intérêt scientifique pur. MM. Farine et Desbeim de Saint-Omer (*Bulletin de Pharmacie*, 1826, p. 548) avaient déjà étudié les insectes parasites des cantharides, et particulièrement le *Tyroglifus Longior*. M. Fumouze a reconnu trois genres différents parmi les insectes qui s'attaquent aux cantharides. Ce sont les genres *Dermestes*, *Anthrenus* et *Ptinus*. Au sujet du genre *Anthrenus*, il fait observer qu'on a confondu l'*Anthrenus muscorum*, qui est rare, avec l'*Anthrenus varius* qu'on rencontre toujours dans les cantharides. Outre ces espèces, M. Fumouze a encore signalé trois espèces dont on n'avait pas parlé avant lui ; ce sont l'*Attagenus Pellio*, le *Cryptophagus Cellaris* et l'*Anobium paniceum*. Il donne la description de ces divers insectes. De plus, cet auteur a constaté un fait curieux, c'est que les femelles de certains hyménoptères munies de tarières déposent leurs œufs sous les téguments de chenilles ou de larves, destinées à servir plus tard de nourriture aux petits parasites. Les larves qui dévorent les cantharides subissent la loi commune et sont attaquées par les Ichneumoniens. M. Fumouze a rencontré plusieurs fois de ces hyménoptères à l'état d'insectes parfaits au milieu des cantharides.

Acariens qui vivent dans les cantharides :

Cinq espèces ont été déterminées par M. Fumouze : ce sont le *Tyrogliphus longior*, le *Tyroglyphus siculus* (espèce nouvelle), le *Glyciphagus Cursor* et le *Glyciphagus Spinipes*, de la famille des Sarcoptides ; le *Cheyletus eruditus*, de la famille des Cheyletides. Ces arachnides décrites avec beaucoup de soin par l'auteur lui ont fourni l'occasion de faire plusieurs observations curieuses.

Voici les principales falsifications contre lesquelles il faut se mettre en garde quand on achète des cantharides : Pour leur donner un poids plus considérable, on peut les tremper dans de l'huile froide, et les faire égoutter ensuite. On reconnaît cette fraude, soit parce que les cantharides ainsi adultérées tachent le papier qui les enveloppe, ou bien encore parce qu'un prompt lavage à l'éther peut séparer une partie de l'huile.

On peut encore vendre des cantharides épuisées en partie par l'alcool, ou même épuisées complètement par les procédés ordinaires, mélangées à des cantharides de bonne qualité. On ne peut s'apercevoir de cette tromperie que par la moindre quantité de cantharidine que fournissent ces cantharides.

Plus simplement encore parfois on les mouille. La perte de poids produite par une dessication à l'étuve permet de déceler cette fraude.

M. Pereira a fait connaître un nouveau mode de falsification qui consiste à mélanger la poudre de cantharides avec de la poudre d'euphorbe. M. Stanislas Martin a indiqué un procédé pour découvrir cette supercherie. Il consiste à faire bouillir au bain-marie avec une petite quantité d'alcool à 56° les cantharides suspectées, puis à filtrer la liqueur encore chaude ; par le refroidissement, le décocté laisse déposer la gomme résine susceptible d'être reconnue par différents caractères qui lui sont propres. On fait ensuite évaporer à siccité la solution alcoolique, et l'augmentation de poids de l'extrait fait reconnaître la proportion de matière étrangère introduite dans les cantharides. On se base sur ce que 1,000 grammes de cantharides en poudre de bonne qualité fournissent 130 à 160 grammes d'extrait presque entièrement soluble.

D'après M. Guibourt on a falsifié des cantharides avec des insectes de même couleur, de forme plus ou moins semblable, mais de propriétés vésicantes nulles. C'est ainsi qu'on y a trouvé la *cétoine dorée*. Ce dernier insecte se reconnaît facilement à ses caractères. C'est un coléoptère pentamère de la famille des lamellicornes; il a une longueur de 14 à 22 millimètres sur une largeur de 10 à 12 : sa couleur est vert émeraude; sa tête, très-petite, est unie immédiatement à un corselet cônique dont la base est aussi large que les élytres; celles-ci sont signalées transversalement de petites lignes blanches irrégulières.

On y a trouvé aussi le *callichrome musqué*. Ce coléoptère tétramère de la famille des Longicornes a les antennes filiformes et plus longues que le corps, les cuisses des pattes postérieures allongées, les jambes très-comprimées. Privé de ses appendices, et comparé à une cantharide, il en diffère encore par son thorax, beaucoup plus volumineux et arrondi, presque du même diamètre que l'abdomen, et par les élytres un peu côniques et plus larges à la partie antérieure qu'à l'autre extrémité, tandis que celles de la cantharide sont partout d'égale largeur, et présentent la forme d'un rectangle long arrondi aux angles (Ferrer, thèse).

M. Emmel a encore reconnu dans les cantharides le *chrysomela fastuosa*, coléoptère tétramère, d'un beau vert brillant, mais d'une longueur moitié moindre que celle des cantharides; on trouve cet animal en abondance sur le *galeopsis ochroleuca*, le *rubus idœus*, l'*urtica*, le *lamium*, (*Central. Blatt.*, 1851, n° VI. p. 96.).

Les cantharides entrent surtout, et comme l'élément le plus actif, dans les mélanges emplastiques destinés à obtenir une vésication. Ces mélanges constituent-ils une forme pharmaceutique parfaite? Parmentier va nous répondre: « A la vérité, dit-il, dans tous les dispensaires la recette qui prescrit d'incorporer les cantharides avec la matière emplastique, en fait perdre nécessairement beaucoup parce que ce n'est que la partie appliquée immédiatement sur la peau qui agit, et que l'autre se trouve amortie par l'espèce de vernis résineux qui l'entoure et qui en défend l'action ; aussi l'expérience prouve-t-elle que le vésicatoire extemporané, qui consiste à étendre sur du linge un morceau de pâte de farine fermentée ou non, et à en saupoudrer la surface avec des cantharides en poudre, opère plus promptement son effet, et d'une manière infiniment plus énergique que la même quantité de cantharides confondues dans les matières qui constituent l'emplâtre vésicatoire. »

Nous ne pouvons que nous rallier à ces paroles si sages et si vraies. Cependant il a fallu beaucoup de temps pour que les pharmaciens se rendissent à l'opinion de Parmentier, et ce n'est que depuis ces dernières années, qu'on a tenté de faire des vésicatoires artificiels s'il est permis de s'exprimer ainsi.

C'est ainsi qu'on emploie maintenant, surtout en Amérique, le collodion vésicant, ou des solutions dosées de cantharidine. Nous allons passer en revue les principales de ces préparations.

On lit dans la *Gazette des Hôpitaux* du mois de mars 1844, la formule d'un extrait acétique de cantharides.

<pre>
Pr. Cantharides en poudre grossière......   4 gr.
     Acide acétique de bois concentré......   1 »
     Alcool à 80° centésimaux............   16 »
</pre>

Faites digérer au bain-marie à une température de 40° à 50°, passez avec expression, filtrez, distillez et évaporez à une douce chaleur. Le produit est d'une consistance butyreuse, il suffit d'en enduire un peu de papier qu'on applique sur la peau pour obtenir une phlyctène. La cantharidine n'en précipite pas, car, prétend l'auteur, la cantharidine est soluble dans l'acide acétique concentré. C'était déjà, on le voit, une première simplification du vésicatoire. Quelques années plus tard une nouvelle modification, qui constituait un véritable progrès, nous vint du Nord. M. F. Ilisch, pharmacien à Saint-Pétersbourg (*Medic. Zeitg, Runlands*, et *J. de Pharm. et de Chimie* 1849, p. 123), donna une formule pour la préparation du collodion cantharidal. On épuise par la méthode de déplacement une livre de cantharides grossièrement pulvérisées, avec une livre d'éther sulfurique, et trois onces d'éther acétique; de cette manière on obtient une solution saturée de cantharides, ainsi qu'une matière grasse animale de couleur verdâtre. Enfin dans deux onces de ce liquide on dissout 25 grains de coton poudre.

Nous lisons dans le *Journal de Pharmacie* de 1850, p. 205, la formule d'un éther cantharidal donnée par M. OEttinger: Faites digérer pendant trois jours une partie de cantharides en poudre grossière dans deux parties d'éther sulfurique, exprimez ensuite. En mélangeant parties égales d'éther cantharidal et de collodion, on obtient le collodion cantharidal.

En 1862, M. Tichhorne proposa pour obtenir un collodion vésicant énergique, de substituer les mylabres de la chicorée aux cantharides, ce qui dans certaines circonstances peut être un avantage. (*Am. Drugg. Circ. And. Chem. Gaz.*)

Sous le nom d'huile vésicante ou feu belge, M. N. Gilles fit connaître la formule suivante: (*Bull. de la Société de Pharm.* 1863.)

<pre>
Huile de foie de morue..................   1 kilogr.
Cantharides.........................   30 gr.
Résine d'euphorbe.....................   15 »
</pre>

Épuiser au bain-marie et filtrer. D'après cet auteur, l'huile de foie de morue a été choisie de préférence, parce qu'elle produit par elle-même, du moins sur le cheval, une action résolutive. Cette propriété peu connue a été signalée par M. Dessart, propriétaire à Genappe. Les cantharides sont destinées à augmenter cette action résolutive, mais comme à trop forte dose, elles portent facilement leur action sur les voies urinaires, il a fallu y ajouter de l'euphorbe.

C'est à peine si nous osons émettre un doute sur le pouvoir résolutif de l'huile de foie de morue; nous nous proposons de vérifier cette opinion lorsque les circonstances le permettront.

En 1869, MM. Delpech et Guichard, deux pharmaciens distingués de notre école, firent paraître un travail, dans lequel après avoir fait ressortir les désavantages du vésicatoire classique, sur lesquels nous ne voulons pas insister, ayant déjà fait connaître le plus important, d'après Parmentier, proposèrent d'abord la formule du collodion vésicant suivant :

> Collodion élastique........................ 20 gr.
> Cantharidine cristallisée................... 5 »

Ils étendaient cette solution sur du sparadrap et l'employaient comme un vésicatoire qui possédait une action vésicante énergique, d'après les auteurs. Ils reconnurent bientôt que cette préparation avait un sérieux inconvénient dans la volatilité de la cantharidine, volatilité qui est, en effet, plus grande qu'on ne le pense généralement.

Pour tourner cette difficulté, ils eurent recours à une des combinaisons de la cantharidine qu'avaient fait connaître en 1867 MM. Masing et Dragendorff. Nous avons donné dans la partie chimique de notre travail, une analyse des résultats obtenus par ces chimistes. Ils s'arrêtèrent au cantharidate de potasse, auquel ils assignent pour formule $C^{10} H^6 O^{4}$ KO, HO $+$ HO.

> 98 parties de cantharidine donnent 163 parties de cantharidate de potasse.
> L'eau bouillante en dissout...... 8.87 p. 100.
> L'eau froide..................... 4.13 —
> L'alcool à l'ébullition........... 0.02 —
> L'alcool à roid.................. 0.03 —

Ces auteurs ont choisi la formule suivante, après de nombreux essais :

> Gélatine........................ 2 gr.
> Eau............................. 10 »
> Alcool .... 10 »
> Cantharidate de potasse......... 20 centigr.
> Glycérine, q. s.

On étend ce liquide d'une manière uniforme avec un pinceau sur de la gutta-percha en feuilles minces, de façon que chaque décimètre carré contienne 1 centigramme de cantharidate de potasse. La gutta-percha a été adoptée d'abord à cause de sa souplesse et de son élasticité, ensuite à cause de son imperméabilité qui maintient à sa surface tout le principe actif, ce qui augmente la rapidité de l'action thérapeutique, enfin à cause de la propreté et même de l'élégance qu'elle donne au médicament. L'avantage de ce médicament est de pouvoir modifier à volonté d'une façon mathématique la rapidité de leur action en diminuant ou en augmentant les doses de cantharidate.

Pour employer ces vésicatoires on les trempe légèrement dans de l'eau; la vésication exige 6 heures pour se produire. (*Ext. du Bullet. de Thérapeutique*).

M. E. R. Squibb donna, en 1871, une formule pour préparer un collodion vésicant. Elle consiste principalement dans le traitement des cantharides par une solution alcoolique de potasse. Seulement le mode opératoire qu'il propose est tellement compliqué que nous doutons qu'il jouisse jamais d'une grande faveur dans la pratique. *Proc. Amer. Pharm. Associat* 1871, *et Year-Book* 1872.

C'est surtout de l'autre côté de l'Océan que pullulent les formules de collodion vésicant. Nous citerons encore le collodion cantharidal (*medicated collodion*) de M. C. H. Mitchell *Amer. Journal Pharmac.*, 1872.

Cantharides	℥	IV
Éther	℥	XIJ
Alcool concentré	q. s.	
Coton poudre	80 grs.	

On humecte les cantharides avec une petite quantité d'éther, et on les tasse dans un percolateur de forme conique. On verse alors un mélange d'éther et de 4 onces fluides d'alcool. On ajoute ensuite une suffisante quantité d'alcool pour recueillir 16 onces fluides de colature dans lesquelles vous dissolvez le coton-poudre.

M. G Dragendorff a donné dans le *Pharmac. Journ.* (3. ser., p. 1029, from the *Pharmacist*, juin 1872) le mode de préparation d'un emplâtre cantharidal vraiment actif. Les pharmaciens, dit-il, se plaignent souvent que certaines cantharides leur donnent un emplâtre vésicant dont le pouvoir vésicant n'est pas suffisant. Ils ont exprimé l'opinion que dans beaucoup de cas les cantharides contenaient une trop faible quantité de cantharidine. Se basant sur ses expériences, M. Dragendorff repousse cette explication. Pour lui, il est possible d'obtenir de bonnes préparations, même avec des

cantharides de mauvaise apparence, la chose indispensable étant
d'épuiser complétement la cantharidine qu'elles contiennent. Ainsi,
d'après l'auteur, la quantité de cantharidine varie dans les mouches
d'Espagne de 0,27 à 0,50 0⁄0. Un tissu vésicant de 20 centimètres
de long sur 12 centimètres de large exige environ 25 grammes de
masse emplastique contenant ordinairement 6 grammes de cantharides pulvérisées, qui donnent au moins 0,016 de cantharidine.

Une quantité de cantharidine égale à 0,00002 suffit par centimètre carré de surface vésicante ; ce qui revient à 0,0048 par 240 centimètres carrés. Des causes mécaniques peuvent s'opposer à l'action
de l'emplâtre vésicatoire. Il faut qu'il y ait contact parfait entre le
vésicatoire et l'épiderme pour que la cantharidine agisse. C'est une
erreur de la part des pharmacopées que de prescrire l'usage des
cantharides en poudre grossière ; la cantharidine qu'elles contiennent
n'est pas uniformément distribuée dans l'emplâtre, même lorsqu'on
a chauffé pendant longtemps cette poudre avec de l'huile. L'auteur
rappelle les travaux qu'il a faits avec Masing, et qui ont été vérifiés
en France par MM. Delpech et Guichard. Voici comment il conseille
d'agir : Les cantharides finement pulvérisées sont mélangées en
consistance de pâte avec une solution alcaline d'une pesanteur spécifique égale à environ 1,1 ; on les maintient au bain-marie pendant
25 à 30 minutes; on ajoute alors une quantité suffisante d'acide
muriatique de façon à en avoir un excès, et on dessèche rapidement
toute la masse à la chaleur du bain-marie. Ce résidu, que M. Dragendorff appelle « cantharides préparées », est pulvérisé de nouveau
et employé pour la préparation de l'emplâtre vésicatoire, ou pour
faire un extrait avec l'éther acétique qu'on étend ensuite sur un
tissu. La présence d'une petite quantité de chlorure de sodium ou
de potassium n'est pas une chose fâcheuse. La cantharidine est alors
à l'état libre dans le mélange. Comme M. Dragendorff l'a fait antérieurement connaître, l'éther, l'alcool ne dissolvent qu'une partie
de la cantharidine que contiennent les cantharides « non préparées ».

M. R. Rother (*Pharmacist*, V, 171, Year Book, de 1872, p. 292) fait
les réflexions suivantes : le procédé de M. Dragendorff, excellent en
théorie, ne donnerait cependant pas dans la pratique tous les bons
résultats qu'on en attendait. La solution aqueuse alcaline donne
avec la poudre de cantharides une masse pâteuse d'un maniement
difficile si l'on veut la réduire à un état de fluidité telle que
l'exige l'opération. De plus, une grande quantité de solution alcaline égale environ à trois fois le poids des cantharides est nécessairement absorbée. Ce grand excès d'alcali exige à son tour, pour être
neutralisé, une quantité proportionnelle d'acide chlorhydrique.

Cette masse, quand on a traité une grande quantité, n'est pas desséchée si aisément qu'on le croit par exposition à l'air libre sans l'adjonction de la chaleur artificielle ; c'est une chose inadmissible, par la raison qu'il se forme rapidement des moisissures. La seconde pulvérisation de cette masse desséchée est encore une opération désagréable que les pharmaciens désirent toujours éviter, surtout lorsque, ainsi que dans le cas présent, c'est une répétition. Une opération n'ayant pas eu une issue heureuse, on ne sait pas si toute la cantharidine mise en liberté est encore soluble dans un excipient gras, ainsi qu'elle le serait dans son état naturel de combinaison lorsqu'elle est soumise à une température élevée. Lorsque les cantharides préparées n'ont pas été complétement séchées, ou que la matière grasse contient des moisissures, l'onguent donne rapidement et invariablement naissance à une grande quantité de végétations cryptogamiques

Une méthode très-employée pour régénérer les cantharides inactives consiste à arroser la poudre avec une petite quantité d'essence de thérébentine, et à la laisser macérer pendant quelques jours avant de préparer l'onguent. L'essence dissout une portion de cantharidine, et rend le reste plus soluble dans la matière grasse (?).

Une autre méthode d'un succès constant, très-employée pour redonner de l'activité à un emplâtre sans action vésicante, consiste dans l'addition d'une petite quantité de chloroforme qui dissout abondamment la cantharidine non combinée.

Les cantharides, comme on doit s'y attendre, ont été administrées sous les formes les plus diverses. Les anciens médecins les faisaient prendre dans du bouillon gras. Langius (*Epistolarum medicinalium miscellanea*) les faisait rôtir avec de la gomme de merisier. Thomas Bartholinus les donnait dans le vin du Rhin ou dans de l'alcool. Martin Lister employait contre la gonorrhée virulente une teinture alcoolique dans laquelle entraient, avec des cantharides, de la gomme de Gayac, de la cochenille et du suc d'hypocistis. Garidelli a donné une formule presque semblable. Worlhosius les faisait prendre à ses malades dans des émulsions. Philippe Hoechstetterus (*Velschii Hecatostew*, obs. 2, 72) mélangeait les cantharides avec du suc de mercuriale et de l'essence de canelle. Konigius les donnaient avec des pierres d'écrevisses préparées, du tartre vitriolé et du sel d'arrête-bœuf. Selon Prosper Alpin, les médecins égyptiens donnaient à leurs malades les têtes et les ailes des cantharides dans de l'eau de chicorée blanche. Stenzelius dit, dans son troisième livre *de Venenis*, que les cantharides dissoutes dans l'essence d'ambre excitent un désir ardent des plaisirs amoureux dans les deux sexes.

Nous n'avons plus, fort heureusement, cette multiplicité de formules, et nous nous en félicitons sincèrement. Nous ne savons pas quelle importance prendra dans l'avenir l'usage interne des cantharides, et nous nous bornons à constater que, sauf quelques tentatives isolées et demeurées stériles, il est actuellement à peu près abandonné. Le vésicatoire jouit d'un plus grand crédit près des médecins ; les modifications nouvelles qu'il subit dans sa forme, en rendant son usage plus sûr et plus facile, le feront peut-être encore employer plus volontiers. Il fut un temps où l'on saignait beaucoup ; maintenant, cette pratique est à peu près abandonnée, et nul ne songe à s'en plaindre ; peut-être l'avenir réserve-t-il le même sort aux vésicatoires. Cette supposition, toute gratuite, ne doit pas nous empêcher de faire connaître une formule qui nous paraît utile et d'une exécution pratique. Nous la devons à MM. Bourgeaud et Beslier (*Annuaire Méhu*, 1872, p. 172). C'est un taffetas vésicant préparé avec de la cantharidine pure. Il contient, suivant les inventeurs, 0gr,01 de cantharidine par décimètre carré. Sur un tissu recouvert d'abord d'un premier enduit emplastique, on étend la solution de cantharidine dans le chloroforme. Pour prévenir l'évaporation de la cantharidine, on étend par-dessus une couche de baume de tolu dissous dans de l'alcool coloré en rose. Cette couche résineuse préserve en même temps l'emplâtre vésicatoire de toute production cryptogamique.

CHAPITRE DEUXIÈME

Action toxique

S'il était permis de juger de l'excellence d'un médicament par l'ancienneté de ses services, certainement les cantharides tiendraient l'un des premiers rangs dans l'arsenal thérapeutique.

Hippocrate connaissait très-bien l'action de ces insectes sur la vessie, et il s'en servait contre la paralysie de cet organe. Galien, outre qu'il les employait dans le même cas, leur avait attribué un pouvoir diurétique puissant. Son observation a été mise en pratique par des médecins plus modernes, par Bartholin, par Spilenberg, de Helwig, Yonge et Werloff. Ces derniers auteurs combattaient les effets de la rage à l'aide des cantharides. Sachs à Levenheim, Hannæus, Bartholinus, Werloff, Mead, Cl. Cullen, Stephanus Blankard, s'en servaient contre la gonorrhée.

Les médecins grecs recommandaient l'usage interne des cantharides contre la lèpre. De nos jours, Biett et Cazenave les ont également employées contre le psoriasis, les eczémas chroniques à forme squammeuse.

D'après Forskall (*Flor. arab. Ægyptio. mat. medica. Kahirina*), on emploie, contre la strangurie, en Arabie, le lytta segetum (Fabric.) mélangé à du sucre et à la dose d'un gros.

Hieronymus Mercurialis (lib. II, *de Morb. pueror.*, cap. 3) recommandait les cantharides contre l'épilepsie. Savonarole (*Tract. 6 de œgritudine capit.*) les employait dans le même but.

Guilielmus Ballon, Zacutus Lusitanus les ordonnaient contre la suppression d'urine.

Amatus Lusitanus, Lacuna, Fuschius, Langius, Mercurialis, Joh. Dolæus, Thomas Willis, les considéraient également comme diurétiques. Balthazar Timæus ne craignait point de s'en servir contre l'ischurie ; Joh. Schræder les regardait comme emménagogues (*Pharm.*, lib. V, clas. V, § 98).

Felix Platerus, Andreas Gallus, J. Craton, les prescrivaient contre la pierre. Joh. Scultetus croyait que les cantharides étaient souveraines contre l'hydropisie ; Capivaccius en fait même à ce sujet un grand éloge. Valescus de Taranta s'en servait dans le même but. Adrianus Mynsicht, à qui nous devons la découverte de l'émétique, faisait prendre ces insectes pour obtenir une action aphrodisiaque. Dioscoride, Matthiole, Avicenne, Ch. Ræslœrus, sont, nous le croyons, les premiers qui aient administré des cantharides aux malheureux mordus par des chiens enragés. Ce traitement a été employé dans différents pays ; aujourd'hui même, les Chinois en font le plus grand cas.

Epiphanius Ferdinandus (histor. 81), J. B. Porta, Lib. P. Phytogn., ont émis cette idée étrange, que ceux qui avaient avalé des cantharides étaient exposés aux morsures de la tarentule.

Selon Kenelm, Digby et Théodore Mayerne, les scarabées produisaient de bons effets dans l'arthritisme. Pierre Borel en faisait usage contre la goutte.

Les cantharides ont eu leurs détracteurs. Parmi ceux-ci, nous citerons Lazare Rivière, Henricus ab Heer,

Matthias Unzerus, qui condamnaient l'usage des cantharides.

Arétée est le premier qui ait appliqué des cantharides sur le crâne, dans le dessein d'y causer un vésicatoire, et cela contre l'épilepsie. Archigène, d'après Aetius, employait la même méthode.

Celse ne paraît pas avoir été grand partisan des cantharides ; cependant, à l'exemple de Nicon, il les a ordonnées pour déterger et dissiper les pustules. Scribonius Largus les ordonnait contre les escharres, mélangées à du cérat.

En France, Fernel les employait contre l'hydropisie ; Houllier, contemporain de ce médecin, mêlait les cantharides à des topiques irritants pour dissiper la léthargie. Duret, qui a écrit sur les ouvrages de Houllier, dissuade de l'emploi des topiques irritants. On sait qu'Ambroise Paré et Houllier ont guéri, à l'aide des cantharides, une femme qui était affectée d'une sorte d'éléphantiasis. Houllier est peut-être le premier qui ait combattu la sciatique par l'action d'un vésicatoire.

De ces quelques indications historiques, que notre désir d'être bref nous a fait présenter un peu sans respecter l'ordre chronologique, il ressort que l'usage interne des cantharides est bien antérieur à leur emploi comme vésicants.

A l'encontre de Baglivi, Freind et Sydenham ont employé les cantharides contre les fièvres. Sydenham en particulier, dans les grandes épidémies de 1674, 1675, 1679 et 1685.

Melchior Friccius (Ulmœ 1701) considérait également les cantharides comme souveraines contre la fièvre.

Sortant un instant du domaine médical, nous allons montrer par quelques exemples tirés des auteurs anciens, qu'elles étaient redoutées des jardiniers.

C'est ainsi que Langius conseille très-gravement de saupoudrer de poudre de cantharides les fruits qui étaient à portée des voleurs. Si l'on en croit Pamphile, les cantharides ne seraient pas seulement l'ennemi de l'homme, mais encore un véritable fléau pour les fleurs. Il donne plusieurs moyens pour s'en débarrasser.

On nous pardonnera, nous l'espérons, de citer un moyen de détruire les cantharides, de l'efficacité duquel nous doutons énormément, mais qui est trop curieux pour être passé sous silence.

Metrodorus Sceptius dit que, pour sauver les récoltes ainsi que les produits des jardins des dégâts occasionnés par les cantharides, on se servait d'un moyen inventé en Cappadoce, à cause de la trop grande quantité de cantharides qui s'y trouvaient. Les femmes ayant leurs menstrues allaient à travers les champs et les jardins, les vêtements relevés jusqu'au-dessus des reins, et que les chenilles, les vermisseaux, les scarabées et autres insectes nuisibles étaient ainsi détruits. En d'autres pays, les femmes allaient pieds nus, les cheveux et les vêtements en désordre, en prononçant ces paroles : « Fuyez, cantharides, un loup sauvage vous poursuit! » Il fallait prendre soin qu'elles n'usassent pas de ces moyens au lever du soleil, car alors les semences se desséchaient.

Parmentier lui-même dit (*Annales de chimie*, t. XLVII) que la cantharide attaque les blés, les prairies, et leur cause de grands dommages. Suivant lui, l'intérêt de l'agriculture réclamerait la destruction de la cantharide. Ses vœux sont bien près d'être réalisés, car d'après quelques auteurs, ces insectes disparaissent de nos pays. Il ne nous est pas très-facile d'ajouter foi à l'opinion de ce savant lorsqu'il dit : « Les personnes qui se promènent inconsidérément sous les arbres sur lesquels ces insectes sont rassemblés, et au moment surtout où ils préludent à leur accouplement, éprouvent des ardeurs d'urine et des douleurs aiguës autour du col de la vessie, ainsi que des ophthalmies et des démangeaisons insupportables, propriétés terribles que conservent les cantharides longtemps même après leur mort. »

Rieger dit que certains mendiants, pour exciter la pitié des passants, se faisaient venir des pustules sur le corps au moyen des cantharides. C'étaient sans doute les précurseurs des truands de la Cour des Miracles.

Le jésuite Kircher, dans son livre sur la peste, prétend que les cantharides sont plus abondantes quand règne ce fléau. Il est vrai, et c'est fort heureux, qu'on les employait avec le plus grand succès contre cette terrible maladie.

Avant d'aborder l'historique de l'action physiologique des cantharides, nous rapporterons l'opinion d'un homme de grand mérite, de Fabrice d'Aquapendente. Il n'était pas très-partisan de l'usage des cantharides, « qui ont une qualité contraire aux reins et à la vessie. » Il cite le cas de la mort d'un prince et s'écrie : « A la vérité, s'il ne se trouvait en tout le monde aucun autre médicament vésicatoire que les cantharides, nous ne devrions pas estre moins prudens et circonspects à nous en servir ; mais puisqu'il s'en trouve presque une infinité d'autres qui sont asseurez et nullement vénéneux, c'est une espèce de manie de se servir des vénéneux. Je me sers, pour moi, du Flamula Jovis, bien broyée, qui dessèche plus puissamment que les cantharides, et qui est fort seure en son usage. »

On conçoit sans peine que, du jour où les cantharides furent employées à l'intérieur, leur action toute spéciale sur les organes génitaux et urinaires se fit en même temps sentir. Tous les auteurs de l'antiquité en font mention. Nous nous contenterons de citer, parmi ceux-ci, l'opinion d'Arétée de Cappadoce, qui a décrit, un des premiers, l'action funeste exercée par ces insectes sur la vessie. Les Romains usèrent et abusèrent des préparations aphrodisiaques dans lesquelles entraient les cantharides. L'histoire nous a conservé le nom de quelques hommes célèbres qui eurent lieu de s'en repentir.

On s'est également préoccupé, depuis fort longtemps, du mode d'action des cantharides sur la vessie. De nombreuses théories ont été émises tour à tour, et chaque progrès fait par les sciences biologiques les a reléguées au rang des erreurs.

Cœsalpinus dit que les cantharides pénètrent jusqu'aux reins, parce que, semblables au nitre, elles sont aisément dissoutes par l'urine, et qu'elles sont aisément attirées par ces parties, parce qu'elles ont la même odeur que la résine de cèdre.

Lindelstope (de Venenis) exprime l'opinion que les cantharides se dissolvent dans l'eau (serum du sang) avec les autres sels, et passent jusqu'à la vessie, dans laquelle elles ne peuvent manquer d'exciter des douleurs très-aiguës.

Stentzelius pense que la sérosité qui humecte l'estomac et les intestins, tenant de la nature d'un acide, délaye l'acrimonie excessive du sel alcali contenu dans les cantharides, et que celui-ci est émoussé par un sel de nature opposée, au point de ne plus pouvoir offenser ces parties.

Stalpartius Van der Wiel explique ainsi l'action des cantharides sur la vessie, même appliquées extérieurement : grâce à un sel volatil qu'elles contiennent, et qui est facilement décomposable dans le sérum du sang, ce sel volatil passe à travers les pores dans les veines, d'abord dans les capillaires, puis dans les plus grands vaisseaux, et enfin dans la masse du sang, qu'il traverse très-vite, et dont il se sépare dans les reins. Il afflue avec le sérum dans la vessie, où il cause un pissement de sang.

Kircher a également cherché à élucider ce problème ; cet homme extraordinaire, auquel aucune science humaine n'était étrangère, expliquait l'action de la cantharide sur la vessie par une sorte d'attraction magnétique, qui entraînerait ce poison vers la vessie, à l'état de sel volatil mis en liberté par la chaleur.

L'aimant n'attire que le fer ; les cantharides n'affectent ni le cœur, ni le cerveau, ni le poumon, mais la vessie, comme leur analogue. Il y a sympathie entre certains poisons et certains membres. C'est ainsi que les sels attirent les sels, et que les corps sulfurés sont entraînés vers leurs semblables. Il en est de même des autres corps. Ainsi le poison salin de la cantharide, « salinum cantharidis venenum », gagne naturellement un réservoir de propriété analogue à la sienne ; aussi, en vertu d'une impulsion magnétique, il chemine vers la vessie, douée d'un grand pouvoir salin, « vesicam salina vi pollentem ». Le principe actif des cantharides n'ayant aucune analogie avec les autres membres, les laisse de côté.

Nous examinerons plus tard les théories modernes. Bien qu'elles aient un caractère scientifique plus sérieux, elles ne sont cependant pas destinées à survivre à leurs auteurs. Après avoir montré par quelques exemples quelles étaient les opinions en crédit à une époque déjà éloignée de nous, il nous reste à faire voir que les auteurs étaient au moins du même avis, en ce qui concerne dans ses points principaux l'action redoutable des cantharides.

Ambroise Paré raconte l'histoire suivante : « Un abbé de moyen aage estant en cette ville pour soliciter un procès, solicita pareillemêt une femme honneste de son mestier pour deviser une nuict avec elle, si bien que marché faict, il arriva en sa maison. Elle recueillit monsieur l'abbé amiablement et le voulant gratifier, luy donna pour sa collation quelque confiture, en laquelle y entroit les cantharides, pour mieux l'inciter au déduit vénérique. »

Monsieur l'abbé eut lieu de s'en repentir ; car dès le lendemain, « il pissoit et jetoit le sang tout pur par le siége et par la verge ». Ambroise Paré ajoute, qu'en dépit de tous les contre-poisons, « il ne laissa de mourir avec gangrène de la verge ».

Braccus de Padoue, ayant appliqué, par l'ordonnance de Mantagnana, des cantharides sur ses genoux, rendit par l'urèthre cinq livres de sang, si l'on en croit les auteurs.

Pierre Pigray définit ainsi les cantharides : « petits animaux comme mouches, de couleur verde, chauds et secs au troisième degré, avec adustion et vesiccation de l'épiderme, sont ennemis des membranes, spécialement de la vessie. »

Hierome Cardan et Kircher ont écrit qu'il suffisait de tenir des cantharides dans la main pour pisser du sang.

Cardan ajoute : « Par médiocre mesure, elle font élever et estendre grandement la verge virile ; par plus grande force, elles excorient la vessie et font pisser du sang : encore par plus grande force, elles rendent les hommes hors du sens ou insensés. »

Adolphus Occo rapporte qu'un marchand, ayant porté des cantharides dans une besace, rendit le sang par l'urèthre, et qu'il défendit à son client, non-seulement de transporter des cantharides, mais encore d'y toucher.

Helideus de Padoue rapporte un fait semblable.

Jobus, dans ses observations chirurgicales, donne plusieurs cas d'empoisonnement par les cantharides ; entre autres l'observation de Cabrol, que nous donnons plus loin, dont la traduction latine présente quelques particularités intéressantes. Le seul fait notable est le suivant : Un médecin qui souffrait de la gravelle et rendait des calculs, prit trois cantharides et émit, *deo favente*, deux calculs dont l'auteur a donné la figure. Nous ne connaissons pas d'analogue à cette curieuse observation.

On ne saurait s'étonner des nombreux accidents causés par les cantharides, quand on réfléchit à leur puissante action sur l'économie.

Stenzelius rapporte qu'on formait, avec de la poudre de cantharides, des trochisques, ou un électuaire avec le miel. Il appelait ce poison « venenum temporaneum », parce que, dans un espace de temps plus ou moins éloigné, il causait la mort.

Benoit Sinibaldus, d'après Fallope, donne la formule de pilules dans lesquelles entraient des cantharides avec du poivre, de la cannelle, des clous de girofle, et qui, ainsi que les *morsuli pappenheiminiani*, dans lesquels il y avait également des cantharides, avaient un effet funeste analogue.

Paul Ammanus, dans son *Irenicum*, constate de nouveau que ces préparations causaient de nombreuses maladies.

Petrus Forestus trace le tableau suivant de l'empoisonnement par les cantharides. Nous ne le traduisons pas, craignant d'en altérer la concision et la vérité : « Ab ore ad vesicam usque cuncta ipsi erodi sentiebantur, picem aut simile quiddam cedriæ ore expirabat, dextra præcordia inflammabantur, urinam ægre reddere potuit, imo sanguinem cum lotio subinde emittebat, strigmenta non secus atque dysentericis alvo deferebantur : fastidia urgebant, animo deficiebat, obortaque vertigine concidebat, postremo et mente abalienabatur. »

On avait pris des mesures pour limiter, autant que possible, la vente de ces dangereux insectes. Nous lisons dans Pomet : « Les espissiers et les appoticaires n'en vendront à qui que ce soit, qu'ils ne les connaissent bien, et qu'ils ne soient seurs que c'est pour employer extérieurement, et ils auront soin d'en tirer des billets, ainsi que l'ordonnance du roi le porte. »

Dès la plus haute antiquité, on avait cherché à combattre par des substances particulières l'action irritante des cantharides.

Galien prétendait que, seules, les cantharides avaient le pouvoir d'excorier la vessie, mais que si on les incorporait à d'autres médicaments, elles guérissaient le mal qu'elles avaient causé (*Lett. à Pison de la thériaq.*).

Nicandre, médecin et poëte grec, a laissé un livre intitulé : *Thériaque*, qu'il a consacré à l'étude des poisons et de leurs antidotes. Un médecin français, qui était poëte, lui aussi, nous en a donné une traduction en vers français. Jacques Grévin, de Clermont en Beauvaisis, a intercalé cette traduction dans un ouvrage qu'il a lui-même écrit sur les poisons (Anvers, 1568). Dans cet ouvrage, au moins pour ce qui regarde la cantharide, il n'a guère fait que remettre en prose, avec quelques additions, les vers de Nicandre et les siens. Comme il est intéressant de savoir ce que les anciens connaissaient de l'action des cantharides, et les moyens qu'ils employaient pour combattre leurs pernicieux effets, nous extrayons de l'œuvre de Nicandre le passage suivant, dont la forme, nous l'espérons, fera pardonner la longueur.

> « Garde toy bien aussy (si tu as curieus
> Senti ce fort poison) de boire misérable
> De la dévore-bled cantharide, semblable
> A la pois qui se fond et qui de sa liqueur
> Lève comme la pois une mauvaise odeur,
> Au goût elle ressemble à l'esquille nouvelle
> Du cèdre que l'on rappe ; elle ronge mortelle
> Par sa boisson humide et la lèvre et l'endroit
> Du bas de l'estomach, tantôt elle vient droit
> Mordre au milieu du ventre et rougir la vessie .
> Une douleur s'aigrit qui tourmente ennemie

L'endroit de la poitrine où les os plus tendrés
Se courbent sur le ventre, incontinent après
La fureur en ensuit : puis l'homme foible et lâche
Se laisse surmonter lorsque ce venin tâche
Tant plus à l'amattir contre tout son espoir :
Il est troublé d'esprit tout ainsi qu'on peut voir
D'un chardon florissant la tête blanchissante
Voleter, si dans l'œr un tourbillon l'évante.
Pren moy du Poulliot, et le mélange après,
Dans les nimphes des eaus ; ainsi jadis Cérès
Affamée au logis de l'hôte Hippothoonte
Lava sa gorge tendre, oyant le joyeus conte
D'Iambe thracienne. Ou bien pren le cerveau
Que tu auras tiré d'un porc ou d'un agneau,
Et le mêle parmi la semence menuë
Du lin bien arrondi. Pren la tête cornue
D'un chevreau tout douillet ou choisis un oison
Et le fais consumer, ainsi de ce poison
Le remède fatal que tu lui feras prendre
Le pourra au vomir contraindre de le rendre :
Et ce qui reste encore de ce souillé repas,
Ancré plus fermement en quelque lieu plus bas,
Tu feras que mettant les doigts dedans sa gorge,
Tirant au cœur plus fort, enfin il le regorge.
Tu lui donneras souvent un clistère de lait
D'une brebis, pourveu qu'il soit de nouveau traict :
Car ainsi tu pourras arracher les ordures
Hors du ventre aisément, où elles étaient dures.
Tu lui feras aussi boire du lait bien gras,
Qui lui fera grand bien : ou tu écacheras
Mêlant en du vin doux la vigne bourgeonnante,
Qui porte de nouveau sa feuille verdoyante.
Ou bien tu tireras hors les poudreux sillons,
La racine noueuse et pleine d'éguillons.
Puis tu mêleras au labeur des avettes :
En son passage étroit durement étouppée :
Le corps se refroidit vers les extrémités :
La forte veine aussi dedans les cavités
Des membres est étrainte, et le malade attire
Un air tout défaillant que mourant il soupire :
Son esprit void l'enfer. Mais il le faut souler
Ou d'huille ou de pur vin, pour lui faire écouler,

Et vomir ce mauvais et dangereus dommage :
Ou donne lui souvent du vin pur en brusage :
Ou bien quelque clistère, ou le tige couppé
Des carottes, ou cil de Laurier de Tempé
Qui premier de Phebus ceignit le crin Delphique,
Donne le grain broyé de l'ortie qui pique
Avec celuy du poivre; et avecques du vin
Mêle le suc amer, quelquefois le benjouin,
Dans l'huille de glayeul, ou dedans l'huille clere
Broyé avec mesure, à pouvoir de ce faire
Ou échauffes un pot de lait tout écumeus
Et lui donnes à boire, ou bien du moust mielleus. »

Ainsi que nous l'avons dit, Grévin n'a pas ajouté grand'-chose à ce qu'avait écrit Nicandre. Voici la description qu'il donne de la cantharide : « C'est une espèce de mouche, laquelle a esté ainsi nomée par les Grecs à cause de la semblâce qu'elle a avec l'escarbot, que les Grecs nommêt canthare. Elle est resplendissante comme or, et fort belle à voir, à raison de sa couleur azurée meslée parmy le jaune. »

Il décrit ainsi son action : « Estant entré dans l'estomach, il ronge et ulcère par sa complexion naturelle, que i'ay dicte, toutes les parties par lesquelles il passe, comme les lèvres, la bouche, le gosier et l'estomach ; de là il descend dans les boyaux, et se porte par les veines portières, et de la iusques à la vessie. Passant par ces détroicts, il escorche et racle les parties auxquelles il touche, dont il avient que le malade rend par bas pareille chose que ceux qui ont la dysenterie ; de la aussi viêt qu'il rend le sang avecques l'urine, de laquelle seichant les conduicts elle empesche que le malade ne puisse plus uriner. »

Voici les antidotes qu'il conseille : « Les vomitoires, selon Nicandre, doivent estre faicts en partie de cervelles de porcs, et d'agneau, ou de chevreau ; car toutes les cervelles des animaux estans pituiteuses et de difficile digestion, engendrent un suc fort gros et excitent le vomissement. »

La graine de lin : « lasche non seulement l'estomac, mais aussi le ventre : rabattant la poincture et malineté de la cantharide. » Il indique pour les chenilles du pin les mêmes remèdes que pour les cantharides : « celles-ci estant entrées dans l'estomach esmeuvent une grande douleur et enflammement au palais, à la langue et en toute la bouche, avec une grande douleur et poincture en iceluy et dedans les boyaux ; tout le corps s'enflamme, et le malade chet en un grand dégoustement. »

Les auteurs qui ont suivi n'ont guère varié dans le choix des moyens propres à combattre l'empoisonnement par les cantharides. Kircher conseille comme remède spécifique contre les buprestes : « Nitrum tenuissimum et spongiosum potu dulci, cum oleo myrti seu cypressi. Item pinei nuclei, magna copia assumpti. » Pour les cantharides, il recommandait les substances suivantes : « Omnia pinguia hausta conferunt, lac, adeps, butyrum, theriaca. Clyteres pingues, olea omnis generis, tum assumpta intus, tum extra per virgam immissa. Specificum remedium grana heliocacabi numero decem pro dosi. »

Antérieurement, André Matthiole avait conseillé l'huile de pavots, le beurre frais, le blanc d'œuf avec de l'eau de rose, du mucilage de semences de coings, de psyllium, des racines de guimauve.

Aetius recommandait le lait de femme pris directement aux mamelles.

Dans un ouvrage intitulé *Curiosa medica pro tuenda valetudine* (*Hamburgi*, 1679) on trouve les moyens suivants, comme propres à neutraliser l'effet des cantharides : Eau tiède, huile de violettes ; réitérer souvent ce vomitif. Clystères avec de l'huile de lys, décoctions émollientes, qu'on introduisait également dans le méat urinaire. On propose encore l'huile d'amandes douces, le riz et le lait, l'émulsion de semences froides. Étaient considérés comme les antidotes des cantharides, le poulliot, la terre lemmienne, etc. On traitait de la même façon l'empoisonnement par les buprestes.

Lindestolpe prétend que le vinaigre est le contrepoison des cantharides.

Th. Zwinger (*Spec. mater. medicæ*, Bâle, 1722), aux antidotes déjà cités, ajoute l'émulsion des quatre semences froides.

Plenck, si l'empoisonnement est récent, ordonne l'émétique ; s'il date de quelque temps, un purgatif. Il fait prendre aussi du lait, des émulsions, de l'huile, des décoctés mucilagineux de salep, d'orge, de mauve, etc. Il vante les bons effets du camphre.

G. Wolffgangus, à l'exemple d'Aetius, préconise le lait frais.

Boerhaave pensait que les vomitifs, les liqueurs aqueuses délayantes, les substances huileuses émollientes et les acides qui résistent à la putréfaction, étaient propres à combattre les effets pernicieux des cantharides.

Nous examinerons plus loin les moyens donnés par les auteurs modernes pour soulager les malheureux empoisonnés par les cantharides, et nous poursuivons l'historique de l'empoisonnement par les insectes vésicants.

Ranchin, dans son *Traité des venins*, « se demande s'il est permis aux médecins d'aprendre l'histoire des venins aux pharmaciens. Cette science, dit-il, est affreuse aux âmes vertueuses et scandaleuse à tout le populaire : chacun sçait que ce sont les pestes et les ennemis de la vie humaine. » Aussi, ce n'est qu'après avoir invoqué l'autorité de Platon, la loi Cornelia, Hippocrate et Galien, ainsi que

Dioscoride, qu'il conclut en ces termes : « Donc, les pharmaciens peuvent cognoistre et garder les venins. »

A propos des cantharides, cet auteur se demande si « elles sont vénéneuses selon toute leur substance ou selon quelques parties. C'est le remède d'amour le plus commun. Donc, il s'ensuit qu'elles ne sont pas vénéneuses. Les remèdes qui servent en la curation des maladies ne peuvent être jugés vénéneux. Il y en a qui pensent que les cantharides ne sont pas vénéneuses qu'à raison des extrémitez. Hippocrate semble estre de cet avis; il ordonne tousiours qu'on coupe les aisles, les pieds et la teste. »

Galien dit que les extremitez servent d'antidote et de côtrepoison au venin de leur substance.

Dioscoride, au chap. 55 du II⁰ livre, semble estre de l'avis de Galien. Mercurial apporte une nouvelle distinction et dit que les cantharides sont vénéneuses principalemêt selon leur corps, encore que nous reconnoissiôs les extremitez participantes de leur nature, et c'est pourquoy, par la pratique ordinaire, on les prépare toutes entières aux boutiques.

Quant à la question de savoir si les cantharides sont particulièrement ennemies de la vessie, ou bien de toutes les parties du corps, Ranchin la décide en ces termes : « Les cantharides ne sont pas attirées par la vessie, ni poussées par un mouvement volontaire d'icelle, mais elles y sont portées par un moyen occulte, lequel néantmoins est naturel, comme nous voyons du fer et de l'ayman. »

L'emploi interne des cantharides a surtout causé des accidents; elles sont réputées depuis fort longtemps capables de réveiller les instincts génésiques endormis par l'âge ou émoussés par l'abus des plaisirs. Ces insectes, incorporés dans des breuvages ou des friandises perfides, par des mains qui, pour n'être point toujours criminelles, étaient souvent intéressées, portaient leur action plus loin qu'on ne l'avait prévu, et entraînaient la perte des malheureux qui ne cherchaient qu'un remède à leur faiblesse physique.

PARTIE EXPÉRIMENTALE.

Lors de nos premières expériences, nous avons dû tout d'abord nous préoccuper du choix d'un dissolvant de la cantharidine. Ce n'était pas chose facile que de trouver un liquide facilement absorbable, dissolvant une quantité suffisante de cantharidine et n'exerçant pas par lui-même une action physiologique qui rendît l'observation des phénomènes plus compliquée encore. Notre choix s'était arrêté sur l'huile d'amandes douces, mais, en observant les faits de plus près, nous avons vu depuis, comme l'avait du reste montré M. Vulpian, que l'huile, introduite dans le système veineux, stationnait dans les poumons, dans les reins, etc. Il résultait donc de cette particularité que la cantharidine, immobilisée, pour ainsi dire, en certains points de l'économie, y produisait des désordres d'autant plus intenses qu'elle séjournait plus longtemps en ces points. C'est pourquoi dans toutes les expériences où nous avons employé l'huile comme véhicule, nous avons eu des lésions plus graves, (mais différant seulement par leur intensité), que si nous avions pu dissoudre la cantharidine dans l'eau, par exemple, ou bien encore, comme nous l'avons fait depuis, si nous avions employé le cantharidate de soude en solution aqueuse.

Pour bien montrer le rôle qu'a rempli l'huile dans nos premières expériences, nous rapporterons l'observation suivante :

Le 26 juin, nous injectons par la veine fémorale d'un

chien vigoureux 7 centim. cubes d'huile d'olives. Au bout d'une heure, l'animal est aussi gai qu'avant l'opération. Le lendemain, il ne nous est pas possible de noter aucun phénomène physiologique imputable à l'introduction de l'huile. Le jour suivant, l'animal est ausculté et percuté, on ne trouve rien d'anormal, la température rectale est restée la même. Le 29, nous étions en droit de croire que ce chien était dans son état normal. Toutefois, pour constater d'une façon certaine l'action qu'avait pu exercer l'huile, ce chien fut sacrifié et on pratiqua l'autopsie.

Les poumons étaient congestionnés, et par le raclage on détachait un grand nombre de fines gouttelettes graisseuses très-probablement anormales.

Les reins étaient également congestionnés et présentaient, comme les poumons, un grand nombre de petites vésicules graisseuses. On sait que chez le chien on trouve souvent dans les reins des granulations graisseuses; mais on peut admettre que, dans ce cas particulier, la présence des vésicules graisseuses était en partie la cause, sinon l'effet, de l'état congestif des reins. La vessie était extrêmement distendue, et contenait plus de 500 c.c. d'urine fortement colorée et d'une densité considérable. Abandonnée à elle-même, on vit bientôt apparaître à la surface de cette urine une couche huileuse qui, examinée au microscope, s'est montrée constituée par un très-grand nombre de globules graisseux de grosseur variable. Le foie, l'estomac, les intestins étaient parfaitement normaux. Le cerveau était absolument sain.

Plusieurs fois déjà nous avions injecté de petites quantités d'huile dans le système veineux des chiens, mais n'ayant pas observé de phénomènes pathologiques, nous avions eu le tort de ne pas les sacrifier afin de nous assurer des particularités que nous venons d'exposer. On pourra objecter à l'emploi que nous avons fait du cantharidate de soude, que nous ne sommes pas certain de l'identité d'action de ce corps avec celle de la cantharidine. Dans les expériences que nous avons faites avec le cantharidate de soude, nous n'avons pas noté de différences dans l'action physiologique ; mais, pour répondre d'une façon précise, il faudrait trouver le *dissolvant physiologique* de la cantharidine. Nous n'avons pas été assez heureux pour le rencontrer.

M. Cantieri, dans ses expériences, a employé la cantharidine en nature, et l'introduisait sous la peau de ses animaux. Comme on devait bien s'y attendre, il se faisait des abcès, ce qui plaçait dès lors l'animal dans des conditions déplorables. Mettait-il 5 milligrammes de cantharidine sous la peau d'une grenouille, il n'observait les premiers phénomènes d'intoxication que six heures après. Ayant fait avaler à un lapin 2 milligr. de cantharidine, l'expérimentateur italien a noté de la difficulté dans la locomotion et de la tendance à l'immobilité. L'animal grinçait des dents, il avait un vésicatoire de la bouche. Les parties génitales étaient rouges. Diarrhée. La température est basse ; parfois mouvements désordonnés. A l'autopsie, on trouve le sang altéré, le cœur est arrêté en diastole. Le ventricule droit renferme des caillots, le ventricule gauche n'en renferme point. Il n'y a ni endocardite ni péricardite. Les poumons sont légèrement congestionnés. Le foie est le siége d'une congestion très-vive. La muqueuse de l'estomac est d'une couleur rouge intense et présente des ulcérations d'une profondeur de 3 millim. La muqueuse intestinale est également congestionnée, surtout dans le côlon et dans le rectum. La surface péritonéale présente des arborisations vasculaires. Les reins et la vessie sont congestionnés. Le cerveau et ses enveloppes sont hypérémiés, et cette congestion pénètre dans la substance grise.

Action toxique de la cantharidine.

Nous avons administré la cantharidine en injections intra-veineuses ou injections sous-cutanées, et par l'estomac. Nos observations se trouvent donc naturellement réparties en trois catégories répondant à ces trois procédés d'administration.

1° *Faits relatifs à l'injection intra-veineuse de la cantharidine.*

Observation I.

Injection dans la veine fémorale une première fois de 0^g,015 de cantharidine suspendue dans l'huile chaude. Dilatation pupillaire. Symptômes du côté des fonctions respiratoires et génito-urinaires. — Une deuxième fois de 0^g,005 de cantharidine, pas de phénomènes particuliers. — Une troisième fois dans la veine jugulaire externe de 0^g,02 de la même substance. Accidents très-graves du côté des organes respiratoires. Mort.
Double épanchement séro-purulent dans les plèvres. Altérations remarquables des poumons. Péricardite. Ecchymoses sur l'endocarde. Altérations des organes digestifs et génito-urinaires.

24 mars. — A un chien de taille moyenne mais vigoureux, bull, souffrant un peu d'une opération subie quelques jours auparavant, nous injectons dans la veine fémorale 0 gr. 015 de cantharidine, dissoute dans q. s. d'huile. Quelques instants après, le chien accuse un tremblement nerveux de la tête. Dix minutes après l'injection la dilatation pupillaire est très-apparente. Au bout de trois quarts d'heure la respiration s'accélère. Alternatives de calme et de tremblement de la tête dont il a déjà été parlé. Le tremblement revient à des intervalles plus rapprochés. La dilatation pupillaire augmente progressivement. La sensibilité est très-obscure. Il faut agir énergiquement sur l'animal pour le tirer de son affaissement.

25. — Le lendemain le chien est calme et ne présente pas de phénomènes particuliers. Cependant sa démarche est mal assurée et chancelante. Respiration haletante. Dilatation pupillaire très-

marquée. L'animal boit de l'eau avec avidité. Quelques instants après il urine avec beaucoup d'abondance. Le jet d'urine est saccadé, et le col de la vessie semble se contracter convulsivement. Le chien, les pattes de derrière écartées et pliées sous lui, paraît beaucoup souffrir. La miction terminée, il reste quelques instants dans la même position, celle d'un chien d'arrêt.

L'urine est très-colorée en jaune avec des reflets verdâtres, d'une odeur forte. La quantité d'albumine est plus considérable que celle notée avant l'opération. Par l'addition d'acide azotique, l'urine se prend en masse par formation d'azotate d'urée. La quantité et la qualité de l'urine indiquent que le chien n'avait très-probablement pas uriné depuis longtemps. La respiration est haletante.

26. — Chien triste et abattu. Pupilles revenues à l'état normal. Il reste debout, chancelle sur place comme s'il dormait. La respiration est haletante. A plusieurs reprises il fait des efforts pour vomir, mais sans résultat. A cinq heures, après avoir bu une quantité d'eau assez considérable, le chien n'avait pas uriné.

27. — L'état général n'est pas modifié, toutefois l'animal se meut plus facilement. Pupilles normales; il a une hémorrhagie de la veine fémorale presque aussitôt arrêtée. Des accès d'essoufflement reviennent par instants. Sondé, l'animal donne quelques grammes d'urine légèrement albumineuse. Elle est moins riche en urée que celle du 25, et donne également avec moins d'intensité, la réaction des matières colorantes de la bile. L'introduction de la sonde a paru être douloureuse. La sensibilité n'est pas revenue complétement.

28. — Comme phénomène particulier, le chien présente plus d'essoufflement encore. On constate de la matité à la base du poumon. De temps en temps il a une toux sèche qui se termine par des efforts pour vomir. Nous voyons de nouveau uriner l'animal, et il conserve la même attitude que plus haut. Son urine contient de fortes quantités d'urée, et des traces d'albumine. Les matières colorantes de la bile ont également diminué.

On lui fait une nouvelle injection, dans la veine jugulaire externe, de 0 gr. 05 de cantharidine, dans quantité suffisante d'huile. Après cette injection il ne manifeste rien de particulier.

29 et 30. — L'urine de l'animal est devenue plus albumineuse.

31 mars. — Le chien paraissant revenu à son état normal, et son urine ne contenant plus d'albumine, nous lui injectons dans la jugulaire gauche, l'autre étant liée, 0 gr. 02 de cantharidine dissoute dans q. s. d'huile. Aussitôt après l'injection le chien manifeste une vive anxiété. Il chancelle en tournant sur lui-même, et a au même ins-

tant une selle abondante et très-fétide. Ce phénomène ne dure que quelques instants ; bientôt l'animal tombe et se calme. Lorsqu'il se relève, il chancelle. La dilatation pupillaire atteint rapidement son maximum. La respiration est très-accélérée et très-anxieuse. Le chien souffre énormément. Tout à coup il se met à pousser des cris perçants, fait des efforts énergiques mais impuissants pour se relever, et finalement tombe épuisé.

Enfin, il meurt au milieu de vives souffrances, une heure après l'injection. Il avait présenté une grande anxiété de la respiration. Ses selles, très-abondantes, présentaient une couleur lie de vin caractéristique; la défécation était douloureuse.

La sensibilité s'était peu à peu complétement éteinte.

Autopsie. — A l'ouverture du thorax nous constatons l'existence d'un double épanchement, remplissant presque complétement les deux cavités pleurales. Cet épanchement est constitué par un liquide louche séro-purulent, légèrement teinté de sang. Il y a en outre quelques adhérences dans la région diaphragmatique, particulièrement du côté droit. Toute la surface de la plèvre tant viscérale que pariétale, mais surtout viscérale et dans la région des médiastins, est fortement injectée, semée d'arborisations capillaires très-riches, tomenteuse et épaissie.

Les poumons ont absolument perdu leur aspect normal, ils sont le siège d'une congestion lobulaire généralisée ; de plus comme farcis de noyaux hémoptoïques plus ou moins étendus, profonds, et dont quelques-uns, situés notamment vers le bord tranchant offrent l'aspect et la consistance maronnée de véritables foyers un peu anciens d'apoplexie pulmonaire. Enfin des nodules emphysémateux coïncident avec les altérations principales.

A la coupe un liquide spumeux et sanguinolent s'écoule dans les points simplement congestionnés, et du sang pur dans les points apoplexiés. Le tissu congestionné surnage ; mais les parties infiltrées de sang plongent au fond de l'eau.

Quelques caillots vermiformes sont rencontrés dans les divisions des artères pulmonaires.

Il existe enfin un état inflammatoire catarrhal de la muqueuse et des divisions bronchiques.

En ouvrant le péricarde pour mettre le cœur à nu, nous voyons s'écouler une certaine quantité de sérosité témoignant l'existence d'une hydropéricardite coïncidant avec la double pleurésie. De petites traînées laiteuses sont en même temps constatables à la région antérieure du cœur, sur le feuillet péricardique viscéral, et autour des vaisseaux coronaires. Les cavités droites et gauche du cœur, particulièrement les droites, contiennent des coagula noirs avec mélange de caillots fibrineux, et plus ou moins adhérents. Du côté des cordages tendineux et des colonnes musculaires, en même temps que du côté des orifices cardio-vasculaires, les caillots sont par leur nature l'indice d'un état asphyxique prolongé, ayant précédé la mort.

Dans l'intérieur du ventricule droit, l'endocarde au voisinage de la valvule tricuspide est le siège d'une plaque ecchymotique bien accentuée, plaque de couleur lie de vin, que ni le râclage ni le lavage ne font disparaître. Foie en partie décoloré, anémié et d'aspect graisseux.

Rein : substance corticale légèrement congestionnée, substance médullaire très-anémiée, d'un blanc nacré, d'apparence adipeuse. Le contraste est très-accentué, même à l'œil nu, entre ces deux substances. L'examen microscopique n'a pas été fait. La muqueuse des uretères est légèrement injectée.

La vessie présente de l'injection et des arborisations au lieu d'élection dans le bas-fond et le col à l'embouchure de l'urèthre. La vessie est d'abord globuleuse, comme rétractée ; elle contient peu d'urine.

La muqueuse uréthrale présente une injection vive dans toute son étendue.

L'estomac offre un état catarrhal remarquable avec injection diffuse de la muqueuse ; il est complétement distendu par des gaz. Même état des intestins. L'intestin grêle est particulièrement impliqué dans la portion duodénale, et dans son tiers supérieur. On y rencontre de larges plaques congestives, prenant sur quelques points l'aspect de véritables ecchymoses et même d'altérations superficielles. Toute la portion cœcale et rectale du gros intestin est semée de points blancs, très-saillants, qui sont constitués par autant de petites vésicules remplies d'un mucus épais et blanchâtre. Ce sont les follicules isolés, gonflés, distendus outre mesure et paraissant constituer ainsi une véritable psorentérie.

Enfin nous constatons l'existence d'un état catarrhal très-avancé de la muqueuse, des fosses nasales et des cornets.

Observation II.

Injection dans la veine fémorale de 0ᵍ,05 de cantharidine dissoute dans l'huile d'olives. Dilatation de la pupille. Vomissements. Symptômes respiratoires. Mort en trois heures. Ecchymoses sur l'endocarde. — Altérations graves des poumons et des reins, ainsi que de la vessie.

Nous injectons dans la veine fémorale d'un chien 5 centigrammes de cantharidine dissoute dans quelques grammes d'huile d'olives. Une minute et demie après, la dilatation de la pupille est à peu près complète. Cinq minutes après, la respiration est accélérée. Couché d'abord, le chien se relève et reste immobile. Une demi-heure après l'injection, les battements du cœur sont précipités, mais le chien est très-calme et ne donne aucun signe extérieur de souffrance (il vomit un peu). Bientôt la respiration devient plus entrecoupée, le chien garde l'immobilité. Deux heures après l'injection, le chien se lève, s'agite et pousse des cris plaintifs, vomit de nouveau après des efforts réitérés. Ses vomissements sont formés de matières verdâtres et spumeuses. Très-abattu, haletant, il se laisse tomber sur le flanc. Puis l'agitation augmente d'intensité, les cris de l'animal deviennent plus pressants, il donne tous les signes d'une vive souffrance. Il a des alternatives de calme. Sa respiration est toujours haletante et la dilatation pupillaire persiste au même degré. Il reste étendu, et la mort survient moins de trois heures après l'injection.

Autopsie. — Le cœur contient un sang noir épais. Les parois musculaires sont fortement congestionnées et comme gorgées de sang, ce qui leur donne une couleur vineuse inaccoutumée. A la surface de l'endocarde, dans la zone des piliers valvulaires du ventricule gauche, on voit de larges taches ecchymotiques que n'enlèvent ni le lavage, ni le raclage. L'incision montre qu'elles pénètrent jusqu'au plan charnu et qu'il s'agit bien là d'une infiltration sanguine.

Poumons : ils sont dans toute leur étendue à l'état de véritable carnification, avec des plaques lobulées congestives à la surface, et des nodules emphysémateux vers les bords tranchants. Par la pression, il sort une sérosité bronchique et sanguinolente. Le tissu carnifié surnage. Il n'y a pas de coagula dans les vaisseaux visibles à l'œil nu.

Le foie est absolument gorgé de sang que l'on fait sourdre par la pression après incision préalable. Cette énorme congestion donne à l'organe une coloration presque noire.

Les reins offrent une couleur lie de vin qui résulte d'un état congestif généralisé et des plus intenses.

La vessie offre plusieurs taches ecchymotiques preuves d'un état irritatif, marqué surtout vers le col et le bas-fond.

Estomac : toutes les colonnes charnues sont d'un rouge vif, les eplis, surtout, ont un état légèrement tomenteux. Ni le lavage, ni, le raclage ne détruisent, ni même n'atténuent cette coloration qui tient bien à une congestion d'origine irritative à sa première période. Cette congestion ne semble pas dépasser l'épaisseur de la muqueuse. Le cerveau présentait les signes d'une congestion généralisée.

On n'a pas trouvé de coagulum dans la veine dans laquelle l'injection a été poussée.

Observation III.

Injection dans la veine fémorale, d'abord de 5 gr. d'huile seule, et ensuite de 0g,03 centigr. de cantharidine dissoute dans 6 gr. d'huile chauffée. Dilatation pupillaire trois minutes après l'injection. Abattement. Anesthésie. Résolution. Mort au bout de deux heures.

A un chien de taille moyenne, nous injectons d'abord 5 grammes environ d'huile d'olives dans la veine fémorale. N'ayant rien observé de particulier au bout de quelque temps, nous avons injecté de nouveau 3 centigrammes de cantharidine dissoute dans environ 6 gr. d'huile d'olives. Trois minutes après, la dilatation pupillaire a commencé. Six minutes après l'injection, la pupille était dilatée de moitié. Les battements du cœur deviennent tumultueux. Onze minutes après l'injection, la dilatation pupillaire était complète. Vingt minutes après, le chien, pris de tremblement, se couche. Nous appuyons très-fortement du pied sur sa queue, il ne manifeste aucune douleur. Il semble avoir une tendance au sommeil. Nous enfonçons un scalpel dans diverses parties du corps de l'animal, celui-ci ne manifeste aucune souffrance, bien que la lame ait pénétré à la profondeur de 1 centimètre. C'est à peine s'il détourne lentement la tête.

Une heure s'étant écoulée depuis l'injection, l'animal sort de sa somnolence et pousse des cris. La dilatation pupillaire persiste; il en est de même de la résolution des membres. Le chien urine sans paraître s'en apercevoir. Le liquide urinaire contient de fortes proportions d'albumine. Les douleurs augmentent d'intensité, l'animal pousse des cris violents et répétés, et fait entendre des gémissements continuels. Il meurt une heure trois quarts après l'injection.

Autopsie. — Cœur distendu rempli de caillots noirs passifs. C'est surtout le ventricule droit qui les contient. Le gauche renferme un petit coagulum de même nature. A l'intérieur du ventricule droit, l'endocarde est semé de petites infiltrations sanguines, particulièrement vers les attaches pariétales des piliers musculaires de la valvule tricuspide. Ni le lavage, ni le râclage ne font disparaître ces ecchymoses, qui intéressent, ainsi que le montrent les incisions, toute l'épaisseur de la membrane endocardique. Elles ne sont pas l'effet de l'imbibition cadavérique.

Poumons criblés dans toute leur étendue de plaques congestives lobulées avec carnification et injection séro-sanguine du tissu pulmonaire; celui-ci surnage. Conséquemment, l'altération se maintient dans les limites de la congestion, elle n'arrive pas jusqu'à l'hépatisation.

Le foie, les reins, présentent le même état congestif, mais à un degré moindre que celui noté dans nos autres expériences.

Les points congestionnés et ecchymosés de la muqueuse vésicale sont également moins marqués.

Congestion encéphalique.

Observation IV.

Injection dans la veine jugulaire de 0ᵍʳ,01 de cantharidine dissoute dans q. s. d'huile chauffée. Dilatation pupillaire. Phénomènes convulsifs. Anesthésie. Toux et dyspnée. Urination difficile et douloureuse. Urine albumineuse. Mort le troisième jour. Double épanchement séro-sanguin dans les plèvres. Altérations des organes digestifs, génito-urinaires et respiratoires.

29 mars. — Nous injectons dans la veine jugulaire d'un chien de petite taille 1 centigr. de cantharidine dissoute dans quant. suf. d'huile. Pendant les deux premières heures qui ont suivi l'injection nous ne notons aucun phénomène apparent. Mais au bout de ce temps le chien manifeste de l'agitation; il est étendu sur le côté et fait de profondes inspirations. Tremblement général, raideur des pattes de derrière et même de celles de devant. Dilatation pupillaire très-prononcée. Sensibilité obscure. Urine albumineuse. — Nous laissons l'animal dans cet état.

Dimanche 30. — Chien calme, mais très-abattu. Respiration haletante. La dilatation pupillaire est encore très-visible.

31 mars. — L'animal est couché. Ses flancs battent convulsivement. Cependant il a mangé assez bien et bu avec avidité. Les pupilles sont revenues à l'état normal. Les inspirations s'accompagnent d'un tremblement saccadé. Après avoir poussé des cris pendant plusieurs minutes, l'animal rend près de 400 grammes d'une urine très-chargée des matières colorantes de la bile, et contenant un peu d'albumine. Il a présenté pendant la miction les phénomènes décrits dans les observations précédentes. L'animal semble reprendre son calme et il a de fréquents accès de toux sèche. Il meurt dans la nuit.

Autopsie. — La chose importante, essentielle à noter dans ce cas, c'est l'existence, comme dans les faits précédents, d'un double épanchement pleurétique séro-purulent et légèrement hémorrhagique.

On rencontre des altérations de même nature, à quelques différences d'intensité près, du côté des poumons, des organes digestifs, du foie, ainsi que du côté des reins et de la vessie.

Observation V.

Injection dans la veine fémorale de 0g,01 de cantharidine, en suspension dans q. s. d'huile d'olives préalablement chauffée. Dilatation pupillaire. Mort le deuxième jour, avec des symptômes d'asphyxie. Double épanchement séro-purulent dans les plèvres. Ecchymoses sous-pleurales. État congestif des reins, du foie et de la rate. Altérations particulières du tube digestif.

27 mars. — Nous injectons dans la veine fémorale d'une chienne de taille moyenne 1 centigr. de cantharidine dissoute dans q. s. d'huile. La dilatation pupillaire commence au bout de dix minutes; la chienne reste calme et ne manifeste rien de particulier. La sensibilité est confuse, mais non complétement éteinte. L'animal réagit très-faiblement lorsqu'on le pique ou qu'on appuie fortement sur sa queue.

Le 28. — La chienne est très-affaissée, elle est immobile; ses pupilles sont très-dilatées. Écoulement muco-purulent par les narines. Sensibilité moins confuse. La mort survient dans la soirée.

Autopsie. — Comme dans les cas précédents, on constate un épanchement séro-purulent considérable et légèrement teinté de sang, qui remplit presque complétement les deux cavités pleurales.

Le feuillet pariétal des plèvres présente une vive injection avec arborisations capillaires et quelques exsudats membraneux disséminés plus particulièrement dans les régions diaphragmatiques.

La même injection se remarque du côté de la plèvre médiastine. Les poumons offrent, principalement à la surface postérieure de leurs lobes et vers leurs bords tranchants, à leur partie antérieure, des noyaux hémoptoïques disséminés, dont quelques-uns pénètrent à une certaine profondeur le tissu pulmonaire; d'autres sont superficiels et ont plutôt l'aspect de taches ecchymotiques sous-pleurales. Avec cette altération plus avancée, coexistent une congestion tubulaire généralisée simple et de nombreux nodules d'emphysème.

Le tissu du cœur est congestionné, infiltré de sang. Les deux cavités ventriculaires sont remplies de caillots noirs, passifs en majeure partie; cependant dans le ventricule droit un caillot semi-fibrineux s'engage par l'un de ses bouts dans l'orifice de l'artère pulmonaire. La membrane endocardiaque ne présente à la surface rien de notable.

État congestif simple des deux substances des reins.

Injections et arborisations vives de la muqueuse vésicale au lieu d'élection, c'est-à-dire le bas-fond et l'orifice interne du col vésical. Congestion hépatique et splénique.

L'estomac et les intestins présentent, à très-peu de différence près, les altérations déjà décrites et signalées.

Observation VI.

Injections successives dans la veine fémorale de 0ᵍ,005, de 0ᵍ,01 de cantharidine dissoute dans l'huile. Curieux effets aphrodisiaques. Toux quinteuse, dyspnée et abattement. Mort d'hémorrhagie accidentelle par la plaie.

4 avril. — A un chien de petite taille mais vigoureux, nous injectons par la veine fémorale gauche 0 gr. 005 de cantharidine. Quelques minutes après, la dilatation pupillaire est complète. Le chien pousse quelques gémissements plaintifs, indice de sa souffrance. Le calme revient, les cris cessent et l'animal tombe dans l'accablement. Une heure après l'injection, l'animal avait de l'anhélation.

5 avril. — Chien triste et très-abattu. Dilatation pupillaire persistante. Respiration s'entendant à distance et saccadée. Ordinairement très-caressant, ce chien se montre insensible aux caresses qu'on lui fait, ainsi qu'aux appels.

6. L'animal n'a pas été observé.

7. La tristesse persiste, à l'auscultation on constate un double épanchement. La dilatation pupillaire persiste. Voici la relation d'une particularité curieuse présentée par cet animal :

Nous avions dans le laboratoire un chien très-malade, et n'offrant d'excitation génésique à aucun degré. Le chien qui fait le sujet de cette observation s'en approcha péniblement. Après l'avoir caressé, et avoir léché une plaie que portait au cou l'animal malade, il se mit en devoir de le couvrir; mais grâce à la résistance du patient, il ne put yparvenir en dépit de ses efforts réitérés, et le chien cause de cette excitation alla se réfugier dans un coin. Mais notre animal, au lieu de le suivre, resta à la même place. Il était dans un état d'érection complète; verge turgescente, sortie toute entière du fourreau, et laissant voir les veines gonflées. Le cou tendu, l'œil fixe, un peu courbé sur les pattes de derrière, il eut des éjaculations intermittentes, séparées par de courts intervalles, mais qui durèrent un quart d'heure. A chaque éjaculation, le chien exécutait les mouvements cyniques que l'on connaît. Le sperme recueilli et examiné au microscope renfermait de nombreux spermatozoïdes très-actifs. Pendant la durée de ce phénomène le chien resta immobile comme nous l'avons dit, puis il se retira dans un coin.

Nous savons que les chiens ont la faculté de prolonger assez longtemps l'acte du coït, mais nous sommes en droit de nous demander si ce n'est pas à l'action de la cantharidine qu'est dû ce priapisme extraordinaire, et que pour notre part nous n'avions jamais observé avec cette durée et cette intensité. Il faut noter en outre que le chien était très-accablé, et que si l'autre animal a été la cause accidentelle de cette excitation génésique, la cantharidine a bien pu en être la cause efficiente.

8. Nous avons essayé de rapprocher notre chien en expérience de celui qui, la veille, l'avait si fortement excité. Mais ce dernier, plus accablé encore que le jour précédent, opposa par ses grognements une si vive résistance que force fût à l'autre de renoncer à ses projets.

Une heure après, le chien malade fut sacrifié, et on en fit l'autopsie. On lui désarticula même une cuisse, et il fut abandonné dans un coin du laboratoire.

Nous fûmes très-surpris de voir notre animal soumis à l'influence de la cantharidine s'approcher du cadavre mutilé, et recommencer sur lui ses manœuvres de la veille (il s'était écoulé plus d'une heure depuis la mort de l'autre chien), léchant le sang de l'animal, ainsi que les parties génitales et la plaie dont nous avons parlé. Bientôt il se mit en devoir de satisfaire ses désirs. Le cadavre n'était pas dans une situation favorable à l'exécution de son projet. Aussi, il nous donna pendant une demi-heure, le spectacle qu'on s'imagine d'un chien en pleine excitation génésique, s'escrimant sur un débris de cadavre. Il nous a fallu positivement l'arracher du corps inerte de son confrère.

9. L'animal ne présente plus rien de particulier, sauf une toux sèche et saccadée revenant à des intervalles assez éloignés. Les phénomènes thoraciques persistent, ainsi que l'excitation génésique. L'accablement est toujours très-notable.

Ces phénomènes perdent peu à peu de leur intensité, et l'animal se rétablit.

26 avril. — Au chien qui fait le sujet de cette précédente observation nous injectons dans la veine crurale 0^{gr}, 01 de cantharidine

dissoute dans l'huile chauffée. L'animal est resté calme après l'opération. Une heure et demie après cette injection, il se manifeste une grande gêne de la respiration. Le chien est haletant et pousse de petits gémissements plaintifs. Lorsqu'il est debout, il chancelle, et à chaque mouvement respiratoire son corps semble osciller sur ses pattes. La dilatation pupillaire n'est pas très-considérable.

27. Chien triste, se tient dans un coin obscur. L'essoufflement persiste; l'état général indique la souffrance.

28. L'abattement est toujours considérable, c'est à peine si l'animal peut se mouvoir. On constate à l'auscultation un double épanchement. Nous avons de nouveau noté une excitation génésique très-prononcée. En dépit de sa blessure et de son abattement il essaya de couvrir une chienne qui était dans le laboratoire, mais il y renonça sans doute à cause de la plaie qu'il portait à la cuisse, et aussi de ses fréquents accès de toux, qui se terminaient par des efforts de vomissement.

29. Son état s'est très-amélioré, il a recouvré sa vivacité et sa gaieté; il donne encore des signes très-manifestes d'excitation génésique, qui se reproduisent pendant plusieurs jours.

Le 5 mai, il survient à cet animal une hémorrhagie très-violente. C'était pendant la nuit, et les soins qui lui furent donnés le lendemain ne purent l'empêcher de succomber.

Autopsie. — Les organes splanchniques sont anémiés et pâles.

Dans le cœur, caillots en majeure partie fibrineux, de date plus ou moins ancienne, surtout dans le ventricule gauche, avec prolongement rubanés du côté des orifices vasculaires et auriculo-ventriculaires.

La membrane du revêtement des cavités ventriculaires est semée de taches ecchymotiques qui résistent au raclage et au lavage : ces hémorrhagies partielles et capillaires intéressent non-seulement la séreuse dans toute son épaisseur, mais aussi les fibres musculaires sous-jacentes qu'elles pénètrent de plusieurs millimètres. L'altération est plus marquée dans le ventricule gauche.

Les poumons sont le siége d'une congestion intense généralisée, lobulaire; ils sont semés d'un grand nombre de noyaux hémoptoïques à des périodes diverses d'évolution. Les uns, récents, offrent les caractères anatomiques de la congestion lobulaire, avec infiltration séro-sanguine; les autres, plus anciens, présentent comme un noyau central induré granuliforme, et entouré d'une zone d'infiltration sanguine. De petits coagula vermiformes se voient dans les artérioles et les veines ambiantes.

Le foie, d'aspect, graisseux est anémié par places et présente dans d'autres points, notamment vers les bords tranchants de ses lobes, des noyaux apoplectiques disséminés. Vues au microscope, les cellules hépatiques paraissent complétement granulo-graisseuses.

A la surface de la rate existe une longue traînée congestive.

Les reins sont décolorés, marbrés, anémiés, et d'aspect graisseux. L'examen microscopique y révèle une dégénérescence granulo-graisseuse très-nette des tubuli, et en même temps l'existence de petits foyers hémorrhagiques en régression, dans la substance corticale et dans la sphère des glomérules.

Vessie. : saine, sans trace de congestion et d'injection de la muqueuse.

La muqueuse uréthrale est vivement injectée et arborisée. Elle présente une véritable ecchymose à la région médiane.

Le tissu testiculaire est congestionné, les vaisseaux du cordon et la queue de l'épididyme sont fortement variqueux et gorgés de sang coagulé.

Les organes digestifs sont sains.

J'ai fait avec la cantharidine dissoute dans la soude (cantharidate de soude) un assez grand nombre d'expériences. Je ne les rapporterai pas toutes, me contentant seulement de celles qui présentent des particularités intéressantes. Je ferai observer une fois pour toutes que dans ces expériences le principe actif est toujours dosé comme cantharidine et non comme cantharidate de soude.

Expérience VII.

7 juin. — Injection de 0gr,015 de cantharidine (cantharidate de soude) en deux fois dans la veine fémorale d'un chien.

A 3 h. 20, première injection de 0gr,007. Rien de particulier à noter. — 3 h. 30 nouvelle injection de 0gr,008.

L'animal avait été disposé de façon à prendre le tracé de la respiration. Ces tracés ne m'ont pas donné de résultats suffisamment nets pour que j'en parle ici, je reviendrai du reste sur ce sujet.

A 4 h.1/4, l'animal est détaché. Il est inquiet, triste, et ne se meut que difficilement. Une heure après il a des vomissements de matières blanches spumeuses, ces vomissements se renouvellent à plusieurs reprises dans la soirée et avec les mêmes caractères. L'abattement de l'animal s'accentue de plus en plus ; la dilatation pupillaire est manifeste. Ce chien succombe dans la matinée du lendemain.

Autopsie. — Faite peu de temps après la mort.

Les enveloppes du cerveau, l'écorce corticale elle-même, sont congestionnées. Les vaisseaux capillaires, très-dilatés, forment un réseau très-apparent. La masse cérébrale est légèrement ramollie. Les poumons sont congestionnés. Le foie est très-rouge, gonflé de sang qui s'écoule à la section. Le cœur est rempli de caillots noirs et mous. Dans le ventricule gauche, à la surface des colonnes charnues du cœur, il y de la suffusion sanguine sous-endocardique. Le ventricule droit présente un léger piqueté hémorrhagique.

Organes digestifs. L'estomac est le siége d'une vive inflammation, siégeant surtout dans la grande courbure et principalement à la surface des replis. La muqueuse est gonflée et couleur lie de vin dans toute son étendue. Ces altérations se poursuivent dans l'intestin, présentant des degrés divers, plus prononcées dans le duodenum, et dans la partie inférieure du gros intestin. Les reins laissent sourdre du sang à la pression, ils sont congestionnés dans toutes leurs parties. C'est surtout la vessie qui présente les altérations les plus remarquables. Au niveau du col et l'occupant tout entier, il y a une véritable hémorrhagie en nappe ; cette hémorrhagie s'étend par des prolongements presque à toute la muqueuse vésicale.

Expérience VIII.

13 juin 1876. — Cette expérience avait été faite en vue d'étudier l'action de la cantharidine sur la respiration.

Injection de $0^{gr},017$ de cantharidine (cantharidate de soude) dans la veine fémorale, à 4 h. 1/4. Au début des expériences la température rectale était égale à 40°,2. Quelques instants après on remarque de la dilatation pupillaire. A 4 heures la T. R. est égale à 39,5. Après avoir pris plusieurs tracés, l'animal est détaché ; la dilatation pupillaire a diminué ; immobilité presque absolue, affaissement. A 5 h. 1/2 T. R. = 38°,9. L'affaissement est de plus en plus prononcé. Il survient plusieurs vomissements, constitués comme toujours par un liquide blanc, spumeux. La température baisse progressivement.

14. — Le lendemain matin, je trouve l'animal couché et immobile ; la température s'est relevée un peu ; T. R. = 39°,3. La respiration est accélérée ; la pupille est revenue à l'état normal.

15. — Même immobilité; pas d'appétit.

16. — Même état. Appétit meilleur.

17 juin. — Le chien est disposé pour une nouvelle expérience. La plaie qu'il porte à la cuisse suppure assez abondamment. On découvre la veine crurale du côté opposé. T. R. $= 39°,8$. On prend deux tracés de la respiration normale, puis on injecte dans la veine crurale $0^{gr},01$ de cantharidine (cantharidate de soude). Quelques instants après on peut constater la dilatation pupillaire. L'animal est remis en liberté, et une heure après il est attaché de nouveau sur l'appareil, afin de prendre le tracé des mouvements respiratoires. T. R. $= 40°,8$. (Je dois dire tout de suite que les tracés obtenus ne m'ont pas donné de résultats suffisamment précis, pour me permettre d'en tirer des conclusions nettes.)

Après l'expérience le chien est dans un abattement profond, dont rien ne peut le tirer. Les matières fécales sont moulées, mais sanguinolentes.

18. — Même état. — Sensibilité très-obscurcie; dilatation pupillaire notable. L'animal urine abondamment; quand on l'observe au repos, la respiration paraît ralentie, mais il suffit de placer l'animal sur une table afin de mieux l'observer pour voir immédiatement la respiration s'accélérer. Vers la fin de la journée, l'affaissement est porté à l'extrême; le chien urine sous lui. Si on essaye de le mettre sur son séant, il retombe lourdement; ce n'est point de la paralysie musculaire, c'est de l'épuisement porté à ses dernières limites.

19. — Diarrhée sanguinolente, suivie de l'émission de sang presque pur. Rien ne peut tirer l'animal de son affaissement; il urine sans paraître en avoir conscience. Appétit nul. Immobilité complète. Pas de cris ni de gémissements.

20. — Même état. Diarrhée sanguinolente. Ténesme rectal, soif ardente. T. R. $= 40°,5$.

21. — Même état. L'animal succombe dans la nuit du 21 au 22.

Autopsie. — Les poumons sont extrêmement congestionnés dans toute leur étendue; ils présentent de plus une foule de noyaux hémorrhagiques, qui produisent des soulèvements à la surface du poumon. Ces noyaux, durs au toucher, ont une grosseur qui varie depuis celle du grain de millet jusqu'à celle d'un gros pois; ils sont répandus dans tout le parenchyme pulmonaire.

L'estomac présente une congestion généralisée. Cette congestion se poursuit dans le duodenum où l'on trouve, de plus, de légères ulcérations. Mais c'est surtout dans le gros intestin et dans le rectum que ces lésions apparaissent avec le plus d'intensité, expliquant ainsi la diarrhée sanguinolente des derniers jours de la vie. Le cœur présente dans le ventricule gauche de la suffusion sanguine au niveau des colonnes charnues. Le ventricule droit est le siége d'une véritable endocardite aiguë, caractérisée par la rougeur et l'épaississement de la séreuse.

Le foie est décoloré et a l'aspect gras.

Les reins sont très-altérés. La région corticale est le siége d'hémorrhagies multiples, sa consistance est ramollie. Le calice et les bassinets sont moins profondément altérés.

La vessie présente de petites ecchymoses vers le bas-fond et le col. Le cerveau est pâle et anémié.

Expérience IX.

(Faite dans le but d'étudier l'action de la cantharidine sur la tension artérielle.)

20 juin. — Chien de taille moyenne curarisé et disposé pour pratiquer la respiration artificielle. Après avoir pris des tracés normaux on injecte à 5 h. moins un quart $0^{gr},01$ de cantharidine dans la veine fémorale. Après avoir pris plusieurs tracés sur la signification desquels je reviendrai, l'animal est abandonné à lui-même et on pratique l'autopsie.

Poumons congestionnés par places. Le cœur contient un sang noir peu coagulé. On voit des ecchymoses rosées, très-légères et peu nombreuses sur l'endocarde du ventricule gauche. Les valvules sigmoïdes et mitrales sont uniformément rosées et infiltrées. Quelques ecchymoses dans l'oreillette gauche. Dans le ventricule droit on voit des ecchymoses violacées, noirâtres; elles sont moins nombreuses que du côté droit. Le sang est infiltré non-seulement sous la séreuse, mais encore dans le tissu musculaire, assez profondément pour que certaines de ces ecchymoses violacées soient visibles à la face externe du péricarde. Ces ecchymoses sont moins nombreuses au niveau de l'infundibulum correspondant à l'artère pulmonaire. Les valvules sont tuméfiées et épaissies. La valvule sigmoïde pulmonaire l'est beaucoup moins que la valvule auriculo-ventriculaire. Les artères pulmonaires ont une coloration normale ou à peine rosée; la tunique interne de l'aorte, au contraire, est très-infiltrée et uniformément rosée. Les reins et le foie sont très-congestionnés. Il n'y a rien d'appréciable dans les autres viscères (estomac, intestins, rate, cerveau).

2° *Faits relatifs à l'injection sous-cutanée de cantharidine.*

Observation I.

Injection de 0^{gr},05 de cantharidine dans un mélange d'alcool et de glycérine.
Dilatation pupillaire seulement avec la cantharidine. Urine albumineuse.
Mort rapide.

A un jeune chien de petite taille nous injectons 0^{gr},05 de cantharidine dans le tissu cellulaire sous-cutané et vers la partie médiane du thorax. Un instant après, la dilatation pupillaire était complète. Le chien ne manifeste pas d'agitation. Urine albumineuse. L'animal mange peu. Il meurt dans la nuit.

Autopsie. — Vessie : au niveau du bas-fond vésical se trouve une zone représentée par des points ou taches ecchymotiques Sur tout le reste de la surface vésicale se voit un réseau vasculaire à très-larges mailles, mais qui, à bien considérer, n'offre rien d'anormal. Le canal de l'urèthre présente en certains points un état violacé de la muqueuse uréthrale, dans la moitié antérieure du canal de l'urèthre. La moitié postérieure n'offre rien de particulier. L'urine contenue dans la vessie était sanguinolente, et partant très-albumineuse.

Le cœur, à peu près vide, contient un peu de sang noir.

Les reins sont légèrement congestionnés, dans leur substance corticale et dans leur substance médullaire. En enlevant la capsule fibreuse du rein, on amène avec elle une assez grande quantité de substance rénale, de sorte qu'envisagé par sa surface extérieure, le rein semble granuleux. L'altération la plus marquée consiste dans la congestion atteignant çà et là la couche des glomérules de Malpighi. De plus, on trouve un certain nombre de tubes urinifères en dégénérescence granulo-graisseuse. Ces tubes altérés ne paraissent pas en plus grand nombre que ceux qu'on trouve à l'état normal chez le chien.

Observation II.

Injection dans le tissu cellulaire sous-cutané de l'aine de 0^{gr},20 de cantharidine. Dilatation pupillaire. Vomissements. Verge douloureuse. Abattement.
Mort. Altération des organes digestifs et génito-urinaires.

Injection dans l'aine en deux fois de 0^{gr},20 de cantharidine dissoute dans Q. S. d'éther alcoolisé et de glycérine. Un quart d'heure
après, la dilatation pupillaire est très-manifeste ; bientôt elle est à son
maximum. Le chien urine ; son urine est albumineuse. Il est agité
et pousse de petits gémissements. Après un moment de calme, le
chien vomit. La verge paraît douloureuse à la pression. Ses gémissements sont continuels. Il boit de l'eau et la vomit presque aussitôt. Deux heures après l'injection, l'animal est très-abattu et paraît
souffrir beaucoup. Il fait de fréquents efforts pour vomir. Son train
de derrière se dérobe sous lui, ses gémissements sont continuels.
Dilatation pupillaire toujours considérable. Il meurt dans la nuit.

Autopsie. — L'estomac est gonflé et distendu par des gaz ; il présente du côté du cardia une coloration vineuse qui tranche sur la
pâleur du reste de la muqueuse. Il contenait encore quelques débris
d'aliments.

Vessie : contenait une urine colorée fortement et albumineuse.
La pupille était encore dilatée après la mort.

Congestion rénale, surtout de la substance médullaire, qui est rouge, congestionnée. En enlevant la capsule fibreuse du rein, on
n'entraîne pas de substance rénale. On rencontre beaucoup de tubes
en dégénérescence granulo-graisseuse.

Observation III.

Double injection sous-cutanée de 0^{gr},02 et de 0^{gr},05 de cantharidine en dissolution
dans un mélange d'éther, d'alcool et de glycérine. Vomissements après la seconde
injection. Hématurie. Selles sanglantes. Affaiblissement progressif. Mort au
bout de cinq jours. Pustules cutanées sous le ventre, causées par l'urine.
Altérations remarquables des organes digestifs, des reins et de la vessie.

26 août. — A une chienne de taille moyenne un peu maigre, nous
injectons dans le tissu cellulo-cutané 0 gr. 02 centigr. de cantharidine, dissoute dans un mélange d'éther, d'alcool et de glycérine. Il
s'est perdu un peu du liquide pendant l'opération. Pendant une
heure l'animal a semblé ne rien éprouver ; au bout de ce laps de

temps, la dilatation pupillaire était moyenne. Deux heures après l'injection, la chienne mange avec assez d'appétit.

27. Tristesse et abattement. Plus de dilatation pupillaire notable. L'animal recherche les coins obscurs et y reste blotti.

28. Notre chienne nous paraissant revenue à son état normal, nous lui injectons 0 gr. 08 de cantharidine dissoute dans un mélange d'alcool et de glycérine. Tout d'abord nous n'avons pas noté de phénomènes particuliers. Deux heures après, l'animal mange et vomit très-abondamment.

29. Affaiblissement considérable, ra chienne, lorsqu'elle est debout, chancelle à droite et à gauche, tenant les yeux fermés ; elle finit même par perdre l'équilibre et tomber. Elle a une selle de couleur rose clair, striée de jaune, et reprend ensuite son équilibre instable.

30. La chienne est complétement endormie, il est difficile de la tirer de sa somnolence. Elle se tient à peine debout, et urine du sang presque pur. Ses flancs sont très-déprimés.

31. Incapable de se soutenir, elle fait de temps en temps des efforts pour se relever, mais sans résultat. Affaissement extrême. Meurt dans la journée.

Autopsie. — L'animal étant sur la table à dissection, placé sur le dos, nous avons constaté sur la ligne blanche à 0 m. 10 cent. environ du vagin une série de pustules communiquant entre elles, et offrant ainsi la possibilité de faire passer le liquide de l'extrémité à l'autre de la série. Le volume de ces pustules variait de la grosseur d'un pois à celle d'un grain de millet ; elles contenaient une sérosité sanguinolente.

Le tissu cellulo-cutané placé immédiatement au dessous présentait une sorte d'infiltration, et une coloration rouge vineuse sur une certaine étendue. Cette vésication de la paroi abdominale est certainement due à la cantharidine éliminée par l'urine qui baignait le ventre de l'animal dans les dernières heures de sa vie.

La vessie contenait quelques gouttes d'un liquide sanguinolent. Elle était très-congestionnée, présentait plusieurs taches hémorrhagiques, ainsi que de nombreuses petites vésicules contenant encore de la sérosité. D'autres, d'un plus grand volume, étaient vides, et leur enveloppe de couleur jaunâtre était affaissée.

La muqueuse interne du vagin était congestionnée.

Il est important de noter que la dernière injection avait été faite sur le dos de l'animal, la première sur la cuisse.

L'estomac présente à sa face interne de larges traînées noirâtres, formées en majeure partie de sang coagulé adhérent et recouvrant des ulcérations qui apparaissent lorsque ce magma est enlevé, et qu'un léger filet d'eau est projeté à la surface de la muqueuse. Ces ulcérations plus ou moins arrondies n'impliquent que l'épaisseur de cette dernière, et l'infiltration hémorrhagique ne s'étend pas non plus au delà de cette limite. Il y a de véritables points gangréneux avec escharres localisées.

Ces altérations sont plus accentuées vers la région pylorique.

Dans les points non ulcérés, il y a d'ailleurs de l'injection vive et de l'inflammation catarrhale.

Toute la portion duodénale de l'intestin est particulièrement injectée et enflammée ; elle offre à sa surface interne des ulcérations disséminées arrondies à l'emporte-pièce, de la grandeur d'une pièce de 20 centimes. La muqueuse est comme ébarbée, dépouillée de la couche épithéliale ; la trame de la muqueuse persiste sur plusieurs points.

L'injection s'atténue dans le gros intestin, mais reparaît très-intense dans toute la portion rectale de ce dernier. Là, de riches arborisations se voient dans les colonnes muqueuses longitudinales, et sur la crête de ces colonnes un abondant piqueté hémorrhagique.

Le foie, fortement congestionné, présente un certain nombre d'îlots apoplectiques entièrement noirs vers les bords tranchants de ses lobes.

Le cœur contient, dans ses cavités droites et gauches, des caillots la plupart récents, dont quelques-uns pourtant offrent un commencement d'organisation. Pas d'altération appréciable de l'endocarde.

Dans les poumons, noyaux disséminés de congestion lobulaire et ecchymoses sous-pleurales, avec accompagnement de nodules emphysémateux.

Les reins sont fortement congestionnés dans leurs deux substances, avec caillots vermiculaires dans les vaisseaux interstitiels.

Observation IV.

Injections sous-cutanées successives de 0g,14 de cantharidine dissoute dans le même véhicule que précédemment. Dilatation pupillaire. Énorme abcès gazeux concomitant au lieu de l'injection. Complications septiques. Mort dans l'abattement. Décollement gangréneux de la peau avec propagation à la plèvre du même côté. Pleurésie et apoplexie pulmonaire. Congestion récente. Hémorrhagie de la vessie.

2 mai. — Nous injectons dans le tissu cellulaire sous-cutané d'un chien, 0 gr. 05 de cantharidine, dissoute dans le même véhicule

que dans l'expérience précédente. Il se produit une perte qu'on peut évaluer approximativement à 0 gr. 01 centigr. Les seuls phénomènes observés sont les suivants : dilatation pupillaire et salivation abondante.

3. La salivation continue. L'abattement du chien est considérable, dilatation pupillaire peu marquée.

4. Retiré au fond de sa niche, le chien pousse des cris menaçants chaque fois qu'on fait mine de le toucher. Il est très-affaissé.

5. Après bien des efforts, nous parvenons à le faire sortir de sa cabane, et nous voyons qu'il porte un énorme abcès à la région même où l'on a fait l'injection. L'animal est fort triste et se meut péniblement.

6. Mêmes phénomènes. L'abcès n'est pas ouvert.

7. Nous nous décidons à ouvrir l'abcès; il en sort une grande quantité de gaz fétide.

8. L'animal est toujours dans le même état, mais il s'affaiblit visiblement.

9. L'abcès est en pleine suppuration. Nous injectons de nouveau 0 gr. 10 centigr. de cantharidine dans le tissu cellulaire sous-cutané du dos. La dilatation pupillaire est manifeste. L'absorption se fait lentement, cependant l'animal pousse des cris plaintifs de temps en temps.

10. L'abattement du chien est extrême; il pousse fréquemment des cris perçants. Nous ne le voyons pas uriner. Sa plaie dégage une odeur d'une grande fétidité. Il meurt dans la nuit.

Autopsie. — Vaste décollement de la peau du dos. Propagation de l'inflammation du tissu cellulaire sous-cutané aux tissus sous-jacents, et à la plèvre costale du côté gauche. Vive injection de tout le feuillet pariétal et diaphragmatique.

De ce côté, le feuillet viscéral de la plèvre est également très-injecté et arborisé.

Noyaux lobulaires dans les poumons, plus accentués dans le poumon gauche, emphysème vésiculaire généralisé.

Cœur distendu, injecté. Vaisseaux remplis de sang mi-coagulé. Des coagula passifs remplissent les deux cavités, surtout la droite. La cavité gauche contient des caillots un peu plus organisés.

Les reins sont principalement altérés; ils présentent une véritable infiltration sanguine des deux substances. Ils ont une coloration lie de vin.

Traînées congestives sous-capsulaires, granulations apparentes.

La vessie présente des désordres intenses, consistant surtout en une hémorrhagie considérable.

Le foie est également très-congestionné, il présente des noyaux hémoptoïques.

La rate nous offre de même une congestion considérable.

Nous avons fait, à l'aide de la cantharidine dissoute dans la soude (cantharidate de soude), une série d'expériences pour mettre en évidence l'action de ce corps toxique sur la température animale.

Expérience V.

Injection de $0^{gr},01$ centigr. de cantharidate de soude à un cobaye. Au début de l'expérience, la T. R. est égale à 39°, 7. A 2 h. 5 m., injection sous-cutanée de 0^{gr} 01 de cantharidine. Bientôt l'animal reste immobile. A 2 h. 30 la température a déjà considérablement baissé T. R. = 37°, 8. A 3 h. moins 10 m. T. R. = 36°,8. Dilatation pupillaire. Il devient à peu près impossible de tirer l'animal de son immobilité. La sensibilité est très-obscurcie. A 3 h. 1/4, T. R. = 34° 8. Mort à 3 h. 1/2 après quelques mouvements convulsifs. — A l'autopsie, on trouve un léger épanchement sanguin dans le tissu cellulaire sous-cutané, à l'endroit où l'injection a été pratiquée. Les poumons et le cœur sont sains. Le foie est très-friable et paraît graisseux. L'estomac et les intestins sont sains.

Expérience VI.

Injection sous-cutanée de $0^{gr},005$ millig. de cantharidine (cantharidate de soude) à un cobaye.

Avant l'expérience T. R. = 38°, 6. A 2 h. 10 m. on pratique l'injection, immédiatement suivie d'un peu d'agitation. A 3 h. moins 1/4, T. R. = 37°, 7; à 3 h. 1/4, T. R. = 37; à 4 h. moins 1/4, T. R. = 36° 2. Tendance très-prononcée à l'immobilité. 4 h., T. R. = 34°, 3. A 4 h. 1/2, T. R. = 2° A 5 h. Mort.

Autopsie. — Poumons congestionnés ; vers le bord tranchant du poumon gauche, on constate la présence d'un noyau hémorrhagique. Cœur : léger piqueté hémorrhagique dans le ventricule gauche. Foie très-congestionné. Les reins et les autres organes sont normaux.

Expérience VII.

Cobaye. — Injection sous-cutanée de 0^{gr}, 01 centig. de cantharidine (cantharidate de soude).

T. R. avant l'expérience = 39° 8. 2 h. 1/4, injection de 0^{gr}, 01 de cantharidate de soude. Agitation très-vive après cette injection ; je remarque même que l'animal a quelques secousses convulsives, qui ne se reproduisent plus. 3 h. moins 1/4, T. R. = 39°, 6. 3 h. 12 m. T. R. = 38°,8. 4 h. moins 10 m., T. R. = 36°. 4 h., T. R. = 34°,3. 4 h. 1/4, T. R. = 32°,6. Mort. —Autopsie, pas de lésions très-apparentes, sauf une congestion très-manifeste du foie.

De tous les animaux sur lesquels j'ai expérimenté l'action toxique de la cantharidine, c'est certainement le cobaye qui s'est montré le plus sensible à l'action toxique de ce produit; le lapin résiste mieux, ainsi que le prouve l'expérience suivante.

Expérience VIII.

Lapin vigoureux. Injection sous-cutanée de 0^{gr}, 01 centig. de cantharidine. Avant l'expérience T. R. = 40°, 1. A 2 h., injection de 0^{gr}, 01 centigr. de cantharidine. La respiration devient haletante. Pupille normale. 3 h., T. R. = 39° 5. L'animal est laissé libre. Tendance à l'immobilité. 4 h. moins 20 m., T. R. = 39°, 1. Légère dilatation de la pupille. L'animal est pris d'une diarrhée extrêmement abondante et très-fluide qui remplit la cage où l'animal avait été placé. A 6 h. moins 1/4, T. R. = 39°, 1. L'animal conserve toujours la même immobilité. Mort dans la nuit.

Autopsie. — Les poumons sont très-congestionnés, surtout vers leurs bords tranchants. Le foie et les reins sont également le siége d'une congestion très-vive.

La vessie présente, vers le bas-fond, une vive congestion, le col est également congestionné. On retrouve cette particularité au même degré dans l'estomac et dans l'intestin.

Expérience IX.

Chien. Injection sous-cutanée de 0^{gr}, 04 centig. de cantharidine (cantharidate de soude).

L'animal étant curarisé et disposé pour prendre la tension artérielle, on pratique la respiration artificielle. Injection sous-cutanée à 11 h. moins 5 m., de 0^{gr}, 04 centigr. de cantharidine (cantharidate de soude). Après avoir pris un certain nombre de tracés, l'animal est abandonné.

A l'autopsie, on trouve les poumons très-congestionnés dans toute leur étendue ; cet état congestif est même plus prononcé en certains points.

Le cœur contient dans les deux ventricules des caillots noirs passifs ; il n'y a pas de lésions ventriculaires. L'estomac présente vers la région pylorique de la suffusion sanguine. Cette lésion est bien plus prononcée dans la première partie du duodenum, où l'on peut suivre des traînées congestives très-vives. Le foie et les reins sont très-congestionnés. La vessie est saine.

Expérience X.

Chien très-fort et très-vigoureux, pesant 22 kilog. Injection sous-cutanée de 0^{gr}, 06 de cantharidine.

Température rectale avant l'expérience $= 38°$ 8. Injection sous-cutanée de 0^{gr}, 06 centigr. sous les aisselles et sous les cuisses. Aussitôt après, l'animal tombe dans un profond abattement ; il reste couché et semble indifférent à tout ce qui se passe autour de lui. Les pupilles sont sensiblement dilatées. La sensibilité est diminuée, et il faut appuyer fortement sur la queue de l'animal pour obtenir une réaction. Deux heures après l'injection, la T. R. n'avait pas sensiblement changé. L'animal mange très-peu et vomit des matières blanches spumeuses. Il a une selle de consistance ordinaire. L'abattement est de plus en plus prononcé. Mort dans la nuit. A l'autopsie, on trouve les poumons simplement congestionnés et ne présentant point de noyaux hémorrhagiques. Cœur : le ventricule droit et le ventricule gauche, le droit surtout, renferment des caillots noirs, mous et diffluents. Le ventricule gauche ouvert laisse voir des ecchymoses à largeur variable, et pénétrant dans le tissu musculaire ; le ventricule droit porte également des ecchymoses, mais plus petites et plus clair-semées. Ces lésions ne remontent pas dans les oreillettes. L'estomac est le siége, surtout vers la région pylorique, d'une congestion très-vive ; la muqueuse est épaissie et uniformément couleur lie de vin, les replis de la muqueuse sont d'une couleur plus vive. On retrouve dans le duodenum de longues traînées de suffusion sanguine plus étendue et plus accentuée en de certains points. On constate encore la présence d'ulcérations, mais celles-ci sont en voie de cicatrisation pour la plupart, et ne sont pas le fait de la cantharidine. Les lésions s'ac-

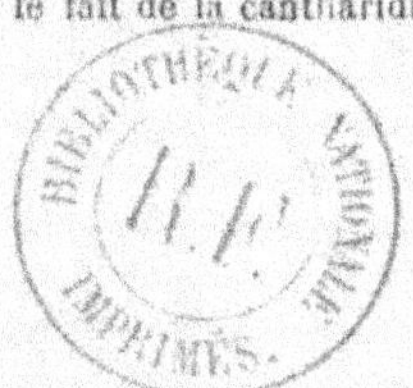

centuent dans le gros intestin, et prennent dans le rectum une extrême gravité. Le péritoine est extraordinairement vascularisé. Le foie est gorgé de sang et noir. Les reins présentent également une congestion extrême dans toutes leurs parties. La vessie, vue par sa face externe, présente des groupes de veines variqueuses; les vaisseaux capillaires sont très-dilatés; la face interne est le siége, surtout vers le bas-fond, d'une congestion très-vive; le col de la vessie montre un piqueté hémorrhagique très-apparent. Les enveloppes du cerveau sont congestionnées; la substance grise présente elle-même un léger piqueté hémorrhagique.

Expériences relatives à l'action des vésicatoires.

Cette étude vient naturellement se placer à côté des expériences faites pour étudier l'action de la cantharidine introduite par la voie sous-cutanée. Grâce à sa volatilité et aussi à sa solubilité dans les liquides de l'économie, la cantharidine, principe vésicant de l'emplâtre officinal, pénètre en quantité variable dans l'économie et y exerce une action spéciale. Cette action, dont l'observation, chez le malade, est rendue si difficile (abstraction faite, bien entendu, des phénomènes locaux tels que la cystite) par l'état pathologique du sujet, par la plaie locale qui a été faite, n'en existe pas moins, ainsi que des observations cliniques et nos expériences l'ont montré; on comprendra sans peine que, désireux d'étudier ce mode d'introduction de la cantharidine dans l'économie, c'était pour nous une nécessité de nous placer dans certaines conditions; mettre, par exemple, de grands vésicatoires et les laisser plus longtemps qu'on n'a coutume de le faire dans la pratique médicale. Entre les résultats que nous avons obtenus et ceux qu'on observe en clinique, il y a donc une différence de degré; mais nous pensons être en droit de dire que le mécanisme est le même, les effets observés variant suivant la sensibilité individuelle, l'âge, le sexe, la grandeur du vésicatoire et le temps pendant lequel il est resté placé [1].

Le numéro du 20 mars de la *France médicale* contient une observation d'intoxication cantharidienne chez un enfant, à la suite de l'application d'un vésicatoire. Cette observation est du docteur Blacher. On trouve également dans le *Journal des connaissances médicales* le récit d'un empoisonnement par le vésicatoire cantharidien du Dr Carvy. Il n'est pas de médecin, ayant une pratique un peu étendue, qui n'ait observé des accidents analogues; quelques-uns d'entre eux, même des plus distingués, M. le professeur Sée, par exemple, ont renoncé à l'usage du vésicatoire. Le savant professeur dont nous venons de citer le nom ne manque jamais, dans ses leçons, de protester contre l'usage des vésicatoires. Il ne nous appartient pas de nous prononcer dans cette question, tout en déclarant que, pour notre part, nous aurions quelque répugnance à nous laisser appliquer un emplâtre vésicant. Nous interviendrons bien moins encore dans le débat qui s'est élevé dernièrement à propos des indications thérapeutiques du vésicatoire, et, tout en reconnaissant une haute valeur au mémoire récemment publié par le Dr Besnier, ainsi qu'à la thèse inaugurale du Dr Jarry, nous voulons rester, pour ce point spécial, dans le domaine de la toxicologie, laissant à ceux de nos confrères qui ont un champ d'observations cliniques suffisant la tâche difficile de nous éclairer sur la valeur thérapeutique et l'opportunité de l'emploi du vésicatoire. Ce n'est pas d'aujourd'hui, du reste, que date la répugnance de certains médecins contre l'usage des vésicatoires,

[1] A ce propos, nous ferons observer qu'on nous a attribué, dans certains journaux français et étrangers, des faits et des appréciations dont nous déclinons la paternité. Nous ne voulons être justiciable que des comptes-rendus de la Société de Biologie, qui renferment nos communications.

et nous trouvons dans les Mémoires de l'Académie des sciences de Bologne, 1773, un Mémoire de Veratti sur ce sujet.

Beaucoup de médecins repoussaient l'usage des vésicatoires à cause des dangers qu'ils présentaient. C'est ainsi que Van Helmont, imité plus tard par Tozzi, disait leur avoir vu produire de si mauvais effets, qu'il attribue à l'esprit infernal Moloch l'invention de ce ridicule remède qu'on applique mal à propos sur l'habitude du corps pour combattre les maux qui en attaquent l'intérieur. Si les détracteurs des vésicatoires ne purent en faire disparaître l'usage, ils réussirent au moins à soulever les disputes qui divisèrent les médecins en deux camps. Veratti, dans le but de jeter quelque lumière dans le débat, entreprit une série d'expériences sur différents liquides du corps humain. Il prit du sang d'un homme qui n'avait ni la fièvre ni aucune autre maladie grave; il en reçut quatre onces au sortir de la veine, dans une palette au fond de laquelle il avait mis de la poudre de cantharides. Au bout de vingt minutes le sang était coagulé. Il garda ce sang pendant neuf jours, et il n'y eut point dissolution du coagulum. Ce résultat était opposé à celui obtenu antérieurement par Baglivi, qui avait vu le caillot sanguin se résoudre. Pour s'assurer que cette différence ne venait pas de la disposition du sujet qui avait fourni le sang, ni de la manière dont le sang avait été mêlé à la poudre, de la saison, ou de quelque autre raison semblable, Veratti prit du sang de divers sujets affectés de maladies différentes, et fit ses expériences en hiver et en été. Après avoir pris les plus grandes précautions, il arriva à cette conclusion, que le sang mêlé avec des cantharides, se coagule toujours beaucoup plus tôt que le sang ordinaire, et que ces insectes ne possèdent pas la propriété d'atténuer et de dissoudre, comme les médecins le croyaient. Des essais qu'il fit avec la graine de moutarde, le suc d'euphorbe, de titimale, l'ail, la racine d'arum, les bulbes d'oignons qui ont également une vertu irritante, il arriva à des résultats à peu près analogues.

Veratti reprit ses expériences sur le sérum du sang, et observa que la poudre tombait au fond du vase, que la sérosité conservait sa consistance et qu'elle se caillait à l'approche du feu, et qu'enfin elle se prenait en masse avec le temps. Il fit agir de nouveau les diverses substances dont nous avons parlé, sur la sérosité, et fit la remarque que la portion qu'il avait mise en contact avec le suc d'ail prit, quelques semaines après, la consistance d'un cartilage très-dur. De tous ces phénomènes si naturels, notre auteur conclut que, loin d'avoir des propriétés atténuantes, les médicaments vésicants ont au contraire une vertu opposée.

Aussi ne sommes-nous point étonné de l'insuccès éprouvé par Veratti, lorsqu'il répéta ses expériences sur la bile, le lait et l'urine. « Les altérations que les cantharides causèrent dans ces différents liquides furent si légères et si incertaines, que ce n'est pas la peine de s'y arrêter. »

Ce mémoire contient quelques expériences qui auraient mieux trouvé leur place dans l'historique de la partie chimique de notre travail, mais, notre désir étant de les abréger autant que possible, nous conserverons l'ordre de l'auteur.

C'est ainsi qu'il observe que les acides ne donnent pas d'effervescence avec les cantharides, et qu'il en est de même pour les alcalis. Il fit un extrait aqueux de cantharides, et, ayant appliqué sur la cuisse d'un malade un emplâtre fait avec la poudre dont il s'était servi, il n'obtint pas de vésication. Pensant que la vertu vésicante avait passé dans l'extrait, il en appliqua un scrupule sur le bras d'un homme sain. Au bout de dix heures, il n'y avait même pas de rougeur. Très-surpris de cet insuccès, Veratti l'attribue à la volatilité du principe actif des cantharides, que la plus légère chaleur suffit pour dissiper.

Mais, ayant traité les cantharides par de l'esprit de vin, « le dissolvant le plus propre à extraire les principes sulfureux des mixtes, » il fit évaporer la teinture en consistance d'extrait, et fit séparément des expériences et sur la poudre et sur l'extrait. L'emplâtre préparé avec la poudre ne donna aucune vésication, mais l'extrait alcoolique se montra très-actif. L'alcool avait entraîné toutes les parties actives des cantharides.

Ayant soumis les cantharides à l'action du feu, il obtint, avec d'autres produits : « un sel volatil blanc, semblable par sa forme à celui de corne de cerf. »

Veratti n'a fait aucun essai sur ce sel, qui probablement était en grande partie formé de carbonate d'ammoniaque.

L'étude de la sérosité des vésicatoires n'a jamais été faite complétement au point de vue chimique. C'est une lacune regrettable.

Parmentier, dont le nom a servi tout récemment de prétexte à des récriminations passionnées, a défini ainsi le liquide des vésicules : « Sérosité blanchâtre ou roussâtre, qu'on pourrait appeler *saignées lymphatiques*. »

Voici l'opinion de M. Gubler sur cette même sérosité : « Transparente, rarement exempte de fibrine, ordinairement albumino-fibrineuse, donnant un caillot gélatineux plus ou moins volumineux et consistant, lorsque après son issue au dehors elle a subi le contact de l'atmosphère ; d'autres fois tellement plastique, qu'elle forme une couche pour ainsi dire solide, ne laissant suinter qu'avec lenteur et goutte à goutte la partie aqueuse. Au commencement, la sérosité ne contient aucun élément figuré, mais au bout de quelques heures on voit apparaître des globules pyoïdes ou néocytes, dont le nombre s'accroît rapidement, en sorte que le liquide, limpide au premier jour, devient successivement louche et opalin, et plus tard, opaque, puriforme. »

M. Lissonde prétend que le liquide alcalin des vésicules possède une action vésicante, grâce à la cantharidine qu'il a dissoute. M. Guizot a fait cette même observation.

Dragendorff dit qu'il a vainement tenté plusieurs fois d'extraire un principe vésicant de la sérosité des vésicatoires, et qu'il n'y a pas réussi.

Ces opinions contradictoires appellent de nouvelles expériences.

Notre attention avait été éveillée par la constatation de la dilatation pupillaire chez les chiens auxquels nous avions appliqué des vésicatoires. Nous avons voulu voir si la même chose se présentait chez les malades pour lesquels on usait de cette sorte de médication. Notre attente ne fut pas trompée. Chez plusieurs femmes auxquelles un vésicatoire de la grandeur de la main avait été appliqué, nous avons pu constater, en prenant le soin de nous placer dans les mêmes conditions d'éclairage et mesurant avec la plus grande attention, qu'il y avait une dilatation notable de la pupille.

L'apparition de la dilatation pupillaire coïncidait ordinairement avec la venue des douleurs occasionnées par le vésicatoire, c'est-à-dire avec la vésication. Non content de nos observations, que la composition de notre service rendait trop éloignées l'une de l'autre, nous avons prié un médecin, physiologiste distingué, d'examiner de son côté les malades auxquels il ferait appliquer des vésicatoires. Ainsi que nous, il a constaté la dilatation pupillaire.

Si ce fait a échappé jusqu'ici (au moins à notre connaissance) à l'attention des observateurs, cela tient à ce que cette dilatation, dans la pratique ordinaire, n'est jamais complète; elle est, pour ainsi dire, proportionnelle à la grandeur des vésicatoires appliqués. Une fois prévenu, il est facile de la constater.

Cette remarque, à laquelle nous ne donnons pas plus d'importance qu'elle n'en mérite, rentre parfaitement dans le cadre des effets observés dans le cours de nos expériences.

La formule de l'emplâtre vésicatoire du Codex date d'un peu loin, nous le savons, mais ce n'est pas une raison pour qu'on la conserve, avec une foule d'autres préparations, dans la nouvelle édition que l'on fera un jour du formulaire officiel. Tel qu'il existe actuellement, l'emplâtre vésicatoire constitue une préparation infidèle, d'aspect repoussant et d'un emploi difficile. Nous pensons qu'il serait préférable d'user d'un cantharidate alcalin, dont on pourrait à volonté graduer l'action; cette action ne saurait se faire attendre comme celle du vésicatoire, qui, en raison de la volatilité de la cantharidine et de l'application de la chaleur à la préparation, perd une partie de son principe actif.

M. Cantieri, dans le mémoire que nous avons déjà cité, rapporte des expériences qu'il a faites avec l'emplâtre vésicatoire. Le mode opératoire qu'il a employé ne nous paraît nullement physiologique. Cet auteur introduit de l'emplâtre vésicatoire dans l'aisselle d'un lapin, par une plaie pratiquée à cet effet ; l'animal succombe toujours. Les phénomènes observés, les plus importants sont les suivants : affaiblissement des mouvements cardiaques avec augmentation de la fréquence. Respiration plus accélérée. Température normale. Les lésions sont celles qu'on observe toujours. Le cerveau et ses enveloppes sont hypérémiés. Dans une seconde expérience, M. Cantieri a vu la T. R. augmenter. A l'autopsie, il a trouvé le cœur droit rempli de sang ; le système veineux tout entier était également plein de sang. Injection des centres nerveux et de leurs enveloppes ; ramollissement de la moelle épinière. Une autre expérience a permis à l'expérimentateur italien de constater des érections chez un lapin, qui a présenté à l'autopsie une congestion vésicale manifeste. Dans un autre cas, l'hypérémie pulmonaire a été constatée.

M. Cantieri a également étudié l'action des vésicatoires sur les animaux (lapins), et il a constaté qu'il y avait élévation de la température, augmentation des pulsations cardiaques et des mouvements respiratoires. Dans aucune expérience il n'a constaté l'augmentation de la force d'impulsion cardiaque ; au contraire, cette impulsion a paru notablement diminuée dans un certain nombre de cas. Pour cet auteur, lorsqu'il y a production de phlyctènes, l'absorption de la cantharidine diminue. Dans ces expériences, les vésicatoires sont restés appliqués de 12 à 24 heures. Les mêmes lésions, mais à un moindre degré, ont été retrouvées chez les lapins soumis à l'expérience. Dans un cas, une jeune lapine, forte et robuste, a avorté le troisième jour après l'application du vésicatoire.

L'auteur suppose et admet une altération chimique du sang, qui aurait pour conséquence la production de lésions dans les organes qui le reçoivent. Les centres nerveux ont été trouvés congestionnés et ramollis, et cette modification était plus prononcée encore dans la moelle épinière, dans le renflement dorsal et surtout dans le renflement lombaire, ce qui expliquerait, d'après l'auteur, la paralysie du train postérieur, et la perte des mouvements réflexes. Par l'hypérémie des enveloppes du cerveau plus marquée à la base, l'auteur explique la fréquence des mouvements respiratoires et l'accélération des mouvements du cœur. Il admet l'existence de désirs vénériens et la production de l'avortement. Le Dr Cantieri s'élève contre l'abus des vésicatoires et discute l'opportunité de leur emploi dans certaines maladies.

Zülzer (*in Nothnagel, Handb. d. Arzneimittellehre.* Berlin, 1870, n. 469) rase sur le dos d'un chien une place, qu'il enduit à plusieurs reprises, pendant quatorze jours, de collodion cantharidiné. Après cette période, il trouve les vaisseaux sanguins gorgés de sang et dilatés. La graisse du tissu cellulaire a disparu, les muscles superficiels sont hypérémiés, tandis que les muscles situés plus profondément sont anémiés et pâles, si on les compare à ceux du côté sain; la plèvre même et le poumon du côté correspondant étaient très-anémiés. Nos expériences personnelles ne confirment pas ces observations, surtout pour ce qui regarde la plèvre et le poumon.

Observation I.

Application, sur la poitrine préalablement rasée d'une chienne vigoureuse, d'un vésicatoire de 0m,25 × 0m,25. Dilatation pupillaire, tendance à l'immobilité, altérations des poumons, des reins et de la vessie.

5 mai. — Chienne très-vigoureuse et de grande taille. Nous rasons le côté droit du thorax sur une étendue de 0,25 × 0,25, et nous plaçons sur cette partie dénudée un vésicatoire de même gran-

deur que nous avons arrosé avec une solution choroformique contenant environ 0^{gr},05 de cantharidine. Ce vésicatoire, maintenu par des moyens appropriés, resta en place plus de 40 heures. La sérosité traversa le bandage; il avait pris sur toute son étendue.

Vingt-quatre heures après l'application de ce vésicatoire, nous avons observé une dilatation très-nette des deux pupilles. Nous avons pris soin d'enlever aussi exactement que possible la masse vésicante qui adhérait à la peau, afin que la chienne ne pût point l'absorber en se léchant.

7 mai. — La dilatation pupillaire est très-appréciable. L'animal recherche les endroits obscurs.

8 et 9 mai. — Pendant ces deux jours, l'animal reste presque constamment couché; ce qui domine chez lui comme trait caractéristique, c'est une tendance très-marquée au sommeil et à l'immobilité. La plaie superficielle laissée par le vésicatoire est en pleine cicatrisation.

L'animal a été sacrifié pour une autre expérience.

Autopsie. — Les intestins n'ont pas été examinés. Les poumons présentent une congestion généralisée et quelques ecchymoses sous-pleurales. Dans les reins, congestion au premier degré de la substance corticale; injection et arborisation des calices et des bassinets. Enfin, injection assez vive de la muqueuse vésicale, s'exagérant surtout vers le bas-fond et le col.

Foie rouge et congestionné.

Observation II.

Vésicatoire de 0^m,25 $\times$ 0^{m}25. Dilatation pupillaire, altérations remarquables des organes digestifs, respiratoires et génito-urinaires.

10 mai. — A un chien terrier vigoureux, nous appliquons, après avoir rasé soigneusement le poil, un vésicatoire de 0,25 $\times$ 0,25 que nous avons enduit d'une solution chloroformique de cantharidine en renfermant 0^{gr},05. Une heure après l'application de ce vésicatoire, le chien a manifesté de l'agitation, il avait de la dilatation pupillaire.

Ouverture de la
pupille avant le [Une heure après [Trois heures après [
vésicatoire.

Le lendemain, la dilatation pupillaire était encore très-appréciable, égale même à celle observée la veille. Le chien, débarrassé de ses liens 24 heures après l'application du vésicatoire, a conservé

comme avant l'immobilité la plus complète, ne cherchant en aucune
façon à se défaire de son vésicatoire. Il dort presque constamment. Il ne mange pas avec beaucoup d'appétit.

12 mai. — La dilatation persiste; elle est égale à $\mid$. L'animal est
triste; il reste couché et ne cherche pas à se débarrasser de son
vésicatoire.

13 et 14. La dilatation pupillaire a diminué, mais n'est pas revenue à l'état normal. L'animal reste couché sur un tapis, comme
plongé dans le sommeil. On le sacrifie par la section du bulbe.

Autopsie (N.-B). On lui a laissé le vésicatoire du 10 au 14). —
L'estomac et le duodénum présentent les signes anatomiques d'une
inflammation catarrhale intense accompagnée d'hémorrhagie locale sous forme d'ecchymoses disséminées. Dans le duodénum,
ces altérations portent principalement sur la seconde partie de cet
organe. Le reste de l'intestin n'offre que de l'injection superficielle,
laquelle s'atténue au fur et à mesure qu'on arrive à ses dernières
portions et au rectum.

Le foie est fortement congestionné et semé de noyaux apoplectiques, surtout du côté des bords tranchants de ses lobes. La rate
est également congestionnée, et son tissu très-friable. Du côté des
poumons se voient des ecchymoses sous-pleurales plus ou moins
profondes. Le tissu pulmonaire lui-même est généralement congestionné; mais, de plus, il présente un assez grand nombre de points
ou de noyaux apoplectiques indurés et offrant les caractères d'in-
farctus à la première période. Il y a en même temps de l'emphysème; enfin, il n'est pas sans intérêt de noter que le feuillet pariétal
de la plèvre du côté droit, côté où le vésicatoire a été appliqué, est
manifestement injecté comparativement au côté similaire gauche.

Dans les reins, nous constatons un certain nombre d'ecchymoses
ponctuées; sous la capsule, une infiltration sanguine intense de la
substance corticale et une dégénérescence granulo-graisseuse des
tubuli plus avancée qu'elle ne l'est dans les cas où les chiens n'ont
pas été expérimentés.

La muqueuse vésicale présente une injection assez vive avec
arborisation vasculaire très-apparente au voisinage du col. La vessie
elle-même était remplie d'urine; il semblait qu'il y ait eu rétention.

Observation III.

Application simultanée de deux vésicatoires. Dilatation pupillaire rapide.

État fébrile. Altérations du cœur, des poumons, des organes digestifs et génito-urinaires.

17 mai. — Chienne de petite taille, de constitution frêle. Après avoir rasé les deux parois de la poitrine, nous appliquons deux grands vésicatoires recouverts préalablement d'une solution chloroformique peu concentrée de cantharidine. Une heure après l'application des vésicatoires, nous constatons une dilatation considérable de la pupille. Nous nous sommes départi pour cet animal des précautions que nous avions prises pour les autres dans des circonstances analogues, il n'a pas cherché un seul instant à se débarrasser de ses vésicatoires. Manque d'appétit. Le corps de cette chienne est agité tout entier comme par des frissons fiévreux; cet état persiste pendant la journée du 18. Le vésicatoire est enlevé le 19 dans la matinée. Dilatation pupillaire persiste, mais avec moins d'intensité.

L'animal est sacrifié par section du bulbe.

Autopsie. — A l'ouverture du thorax, nous remarquons immédiatement un certain nombre d'ecchymoses sous-pleurales de dimensions diverses. Quelques-unes sont très-étendues et offrent l'aspect de taches hémorrhagiques de plusieurs centimètres. Le tissu pulmonaire est le siége d'une congestion généralisée avec des points d'infiltration séro-sanguine, et des nodules emphysémateux. Le cœur est rempli de sang liquide; mais en examinant attentivement la surface de l'endocarde, on aperçoit dans le ventricule droit de larges taches hémorrhagiques, l'une à côté de la zone auriculo-ventriculaire, l'autre dans la région d'insertion des piliers musculaires.

La muqueuse de l'estomac est généralement pâle et décolorée; elle présente une simple injection dans les environs de la région pylorique. Cette même injection se voit sur la muqueuse duodénale, particulièrement dans la seconde portion de l'intestin.

Le foie est le siége d'une congestion intense.

Les reins offrent également une congestion très-accentuée dans leur substance corticale.

La muqueuse vésicale est assez vivement injectée vers le bas-fond et le col.

Observation IV.

État fébrile. Application d'un vaste vésicatoire sur toute l'étendue du thorax. Dilatation des pupilles. Malaise et immobilité. Altérations des organes digestifs, respiratoires et génito-urinaires.

Chien maladif et délicat. Après avoir rasé le poil avec soin, nous avons appliqué un large vésicatoire occupant les parties latérales et supérieures du thorax en passant au-dessus de la colonne vertébrale. Une heure après l'application, la dilatation pupillaire était très-nette. Pendant tout le temps que l'animal a gardé son vésicatoire, il a constamment recherché l'obscurité. Le vésicatoire s'est déplacé par les mouvements du chien, et, l'adhérence n'étant plus parfaite, au bout de 48 heures il n'avait pris que très-incomplétement. L'animal a été sacrifié par la section du bulbe.

Autopsie. — Le tissu cellulaire situé au-dessous du vésicatoire est infiltré de sérosité. Poumons : ils sont congestionnés dans toute leur étendue ; de plus, ils offrent, disséminés sur toute leur surface et principalement sur leurs bords, des points nombreux d'emphysème. Il n'existe pas de points hémorrhagiques, ni à leur surface ni dans leur épaisseur. Cœur sain. L'estomac ne présente rien de particulier.

L'intestin présente à 5 ou 6 centimètres du canal cholédoque une zone congestive de peu d'intensité. A 1^m,50 se trouvent deux zones congestives intenses, et un peu plus bas encore, deux plaques de même intensité. Il n'y a rien dans le gros intestin.

Le foie n'offre rien de particulier.

Les reins : le droit ne présente pas de congestion très-marquée ; mais son bassinet présente une congestion ecchymotique.

Le gauche offre une congestion extrêmement marquée de toute la substance rénale ; la substance corticale noirâtre est très-foncée. La substance médullaire, ordinairement blanche, offre une teinte rosée, et à la surface de la coupe se dessinent une multitude de lignes rouges. Le bassinet présente une congestion ecchymotique ; rien dans les uretères. Vessie : sur la partie latérale gauche, et à la partie antérieure, diverses parties ecchymotiques ; dans le bas-fond vésical on voit également une série de points ecchymotiques, ainsi qu'au niveau du col.

3° *Faits relatifs à l'ingestion de la cantharidine dans l'estomac.*

Observation I.

Administration à un chien de 0^{gr},03 de cantharidine en pilule. Trois quarts d'heure après, agitation. Vomissements. Stupeur, mort rapide. Altérations remarquables des organes digestifs et respiratoires. Vessie saine.

Nous donnons à un chien de taille moyenne 0^{gr},03 de cantharidide incorporée dans une pilule. Ce n'est qu'après 3/4 d'heure que le chien manifeste une vive agitation. Il vomit des matières grisâtres. Puis il tombe dans une sorte de somnolence accompagnée d'un peu d'obtusion de la sensibilité. Il a ensuite un vomissement formé en grande partie de liquide spumeux blanc et de matières sanguinolentes. Celles-ci dominaient.

Nous n'avons pas observé, au bout d'une heure 1/2, de dilation pupillaire. L'animal est tombé de plus en plus dans la stupeur.

Mort la nuit.

Autopsie. — L'état des organes digestifs mérite surtout d'attirer l'attention; toute la face interne de la muqueuse de l'estomac est recouverte par une hémorrhagie en nappe, formant une couche épaisse et continue, d'un rouge vif.

Un filet d'eau légèrement projeté sur cette partie de l'estomac enlève un détritus composé de sang et de mucosités épaisses, catarrhales, sans mélange de matières alimentaires. Cette couche enlevée laisse à nu de nombreuses ulcérations arrondies, impliquant en certains points toute l'épaisseur de la muqueuse.

Ces ulcérations sont plus accentuées dans la région pylorique.

L'intestin présente à sa face interne les mêmes lésions de la muqueuse, mais à des degrés divers. L'intestin grêle et plus particulièrement sa première portion, c'est-à-dire le duodénum, sont atteints au plus haut degré; ils sont le siège d'une injection vive, d'une phlegmasie catarrhale généralisée, et à un degré plus avancé d'inflammation ulcérative avec hémorrhagie.

Les ulcérations arrondies, de la dimension maxima d'une pièce de 20 centimes, sont absolument semblables à celles de l'estomac; elles ne paraissent impliquer que l'épaisseur de la muqueuse. Dans le gros intestin, les ulcérations s'atténuent; elles ne dépassent guère les limites de l'inflammation catarrhale simple avec psorentérie. L'injection réapparaît plus vive sur la muqueuse rectale, mais elle n'offre à l'examen le plus attentif ni ulcérations ni hémorrhagie.

Caillots passifs de la dernière heure mêlés à du sang liquide dans les cavités du cœur.

Congestion lobulaire des poumons et noyaux apoplectiques disséminés; emphysème vésiculaire concomitant. Le tissu pulmonaire surnage.

Reins : état congestif intense des deux substances. Au microscope, on voit de riches arborisations vasculaires dans le réseau des corpuscules de Malpighi. Point de granulations.

La vessie est absolument saine.

Foie très-congestionné en général, et de plus offrant 3 ou 4 vastes foyers de véritable apoplexie sanguine vers les bords tranchants de ses lobes.

La rate présente également des traînées ecchymotiques sous-capsulaires, un état congestif généralisé et une friabililité anormale.

Observation II.

Cinq centigr. donnés à un chien. Vomissements. Dilatation pupillaire. Collapsus. Mort rapide. Altérations des organes digestifs, respiratoires et génito-urinaires.

Chien vigoureux, terrier. Nous lui administrons une pilule contenant 0 gr. 05 de cantharidine; sondé préalablement nous avions trouvé son urine albumineuse. Les phénomènes d'intoxication ne se sont manifestés qu'au bout de 3/4 d'heure; il a des vomissements. Nous nous sommes assuré qu'ils ne contenaient pas de fragments appréciables de pilule. Ces vomissements étaient constitués par des matières transparentes et épaisses, mais striées de mucosités blanchâtres. Ces vomissements se sont répétés avec le même caractère au bout d'un quart d'heure, et ensuite à plusieurs reprises. La gueule du chien laissait couler également une bave filante et blanche. La dilatation pupillaire est presque complète. On trouve un ténia dans les matières des vomissements.

A plusieurs reprises le chien a poussé des gémissements, indices de sa souffrance.

Cinq heures après l'administration de la pilule, nous avons présenté des aliments à ce chien, mais il n'a manifesté aucun appétit. Nous l'avons quitté dans un grand état d'abattement. Mort dans la nuit.

Autopsie. — L'estomac est le siége, à sa surface interne, d'une vive injection généralisée. Quand on a débarrassé la muqueuse de la couche de liquide noirâtre (couleur marc de café) qui la recouvre en grande partie, on aperçoit de riches arborisations vasculaires, et sur un grand nombre de points de véritables ecchymoses et même de petites hémorrhagies capillaires. Nous n'apercevons pas d'ulcérations appréciables.

L'examen micrographique du liquide marc de café le montre principalement composé de cellules épithéliales libres, plus ou moins déformées, de lobules granuleux, de globules rouges du sang en petit nombre, et d'innombrables bâtonnets courts et réfringents.

Les intestins présentent cette même injection vive et généralisée de la muqueuse, plus intense dans la portion duodénale, ecchymoses disséminées et pointillé hémorrhagique.

Traînées pseudo-membraneuses dans le gros intestin, au voisinage du cœcum et de l'appendice iléo-cœcal. Pas d'ulcérations appréciables.

Injection des muqueuses pharyngée et œsophagienne.

Cœur rempli de caillots passifs récents dans ses deux cavités ; pas d'altération notable de la surface de l'endocarde.

Poumons : noyaux disséminés de congestion lobulaire, plus accentuée vers les bords tranchants, avec accompagnement de nodules emphysémateux. C'est le premier degré d'altération pulmonaire que nous rencontrons habituellement dans les mêmes conditions.

Reins : état congestif des deux substances, qui pourtant restent encore très-distinctes. Quelques points ecchymotiques sous-capsulaires.

Vessie : injection simple de la muqueuse et arborisations vasculaires vers le bas-fond.

EXPÉRIENCES SUR L'EMPOISONNEMENT PAR LA POUDRE

DE CANTHARIDES.

La poudre que nous avons employée est celle qui, dans les pharmacies, sert à la préparation de l'emplâtre vésicatoire. Elle était d'une très-grande ténuité, ce qui est très-important au point de vue de la recherche ultérieure ; enfin, elle contenait environ 4 gr. 50 de cantharidine par kilogramme. Nous l'avons administrée en suspension dans une plus ou moins grande quantité d'eau, qui sera exactement appréciée.

L'administration de la poudre a été faite, d'ailleurs, à des doses successivement et progressivement croissantes. Nous suivons, dans notre exposé, cette gradation des doses.

Administration de la poudre par l'estomac.

Notre premier essai est incomplet, mais il fournit néanmoins quelques renseignements intéressants, notamment
en ce qui concerne les modifications de la température.

Expérience I.

Cinq grammes de poudre administrés successivement à la dose de 1 gr. par
jour en pilule. Vomissements, tristesse et abattement. Urine albumineuse.
État de la température. Animal sacrifié. Altérations du tube digestif.

4 mars. — Nous donnons à un chien de petite taille 1 gramme
poudre de cantharides, en une pilule. T. R. 38°,8. Vingt-cinq minutes après, l'animal vomit un liquide jaunâtre et spumeux, et une
partie de la pilule, qu'on lui fit avaler de nouveau quelques instants après. Deux heures plus tard, la température était la même,
et le chien n'avait rien manifesté d'extraordinaire.

5. — T. R. 38°,6. 1 gramme poudre de cantharides. Animal à
jeun. Une bave filante coule de sa gueule, il est triste et ne manifeste aucune agitation.

6. — T. R. 38°,3. Même dose de poudre. L'écoulement de la
bave persiste; rien de particulier.

7. — La tristesse et l'abattement ont augmenté. Nouvelle administration de 1 gramme de poudre, dont l'animal rejette une
partie. Bave abondante; stupeur.

8. — Nouvelle dose de 1 gramme de poudre. Chien très-affaissé.
Tendance à l'immobilité. T. R. 39°,5. Une heure après l'administration du toxique nous recueillons de son urine. Elle est acide,
trouble, d'un jaune verdâtre et albumineuse. Le canal de l'urèthre
est sensible à la pression.

9. — L'animal est laissé au repos.

10. — Nous constatons que le chien a la gueule très-enflammée.
Une bave sanguinolente coule de ses lèvres. Son haleine est fétide.
L'action irritante de la poudre a tuméfié ses gencives. Il est tou-
jours plongé dans le même abattement et reste immobile. T. R. 39°.

Dans le dessein de voir si ce chien se rétablirait, nous avons
cessé l'administration de la poudre. Son état s'est lentement amé-

lioré, et l'animal a surmonté petit à petit les effets du poison. Lorsqu'il fut sacrifié, le 27 mars, nous pouvions le considérer comme à peu près guéri ; il avait recouvré son embonpoint et sa vivacité.

Autopsie. — Poumons sains. L'estomac présente une couleur rouge vineuse, mais la muqueuse n'est ni boursouflée ni tomenteuse, et n'offre ni rétrécissements ni points hémorrhagiques.

L'intestin grêle offre une altération dans toute son étendue, consistant en un boursouflement avec épaississement de la muqueuse. Celle-ci offre de plus un état de mollesse et un état tomenteux particuliers. Dans une foule de points on constate des plaques hémorrhagiques.

Le gros intestin n'offre rien de particulier.

Les reins non plus que la vessie n'offrent d'altérations appréciables.

Le foie est rouge et congestionné.

Cette expérience est la seule dans laquelle nous ayons administré la poudre en pilule. Ce procédé est défectueux à cause des vomissements, qui provoquent facilement le rejet de la substance ; nous avons dû l'abandonner, et dans tous les faits qui suivent nous avons donné la poudre en suspension dans l'eau, en l'injectant à l'aide de la sonde œsophagienne. Quelle que soit la quantité du liquide rejeté par les vomissements, il en reste toujours assez dans ce cas pour produire, ainsi qu'il sera facile de s'en convaincre, des effets non pas seulement appréciables, mais très-graves.

Expérience II.

Quatre grammes poudre délayée dans 100 gr. d'eau miellée injectée dans l'estomac. Deux grammes à la fois. Mort au bout de trois jours. Effets locaux sur la muqueuse digestive. Difficulté de l'urination. Examen microscopique des altérations.

10 avril. — A un chien levrier de constitution délicate, nous donnons, à l'aide d'une sonde œsophagienne, 2 grammes poudre de cantharides délayée dans de l'eau miellée, environ cinquante grammes. Une demi-heure après, les vomissements ont commencé et ont été très-abondants. Ils contenaient une quantité considérable de poudre de cantharides. L'animal était agité et poussait des gémissements. Après chaque vomissement, il restait dans sa gueule des parcelles cantharidiennes, qui causaient une salivation épaisse, filante et très-abondante. Il a mangé une heure après et a vomi presque aussitôt. On ne lui a pas donné à boire.

Le 11, le 12 et le 13. — Chien très-abattu, très-souffrant. Il est difficile de le tirer de son état de stupeur. Urine albumineuse.

Le 14. — A l'aide du procédé indiqué plus haut, nous lui avons de nouveau injecté 2 grammes poudre de cantharides. Quelques instants après il a vomi assez abondamment. Ces vomissements se sont répétés à plusieurs reprises, et dans l'intervalle, une bave épaisse et blanchâtre coulait de la gueule du chien.

Nous l'avons vu uriner et nous avons pu noter, ainsi que nous l'avions déjà vu, qu'il avait la plus grande difficulté à le faire.

La défécation lui causait également de vives douleurs. Il n'avait pas de diarrhée.

Le chien, dont les flancs sont très-déprimés, paraît fort amaigri. Il ne mange pas et est affecté d'un tremblement général.

Il meurt le 15.

Autopsie. — Les altérations portent surtout sur le tube digestif dans toute son étendue, elles sont particulièrement remarquables dans l'estomac et l'intestin.

La surface interne de l'estomac est recouverte, par places plus ou moins larges, d'une matière noirâtre semi-fluide, collée mais peu adhérente à sa muqueuse. Lorsqu'on enlève cette matière par le râclage, on met à nu des plaques ulcérées dans lesquelles on ne retrouve plus que les éléments les plus profonds du tissu muqueux. Cette matière n'est autre qu'un mélange de sang altéré, de mucus et de débris alimentaires, le tout contenant probablement, des parcelles de cantharides. Nous disons probablement parce que la poudre employée est tellement fine qu'il est très-difficile, sinon impossible, d'apercevoir ces fragments brillants d'élytres, qui décident généralement de la présence de la cantharide, ou du moins d'un insecte de même couleur. Cependant nous avons rencontré des fragments de poudre dans les caillots de l'intestin, qui consistaient en des débris de ces aiguillons dont sont armées les pattes des cantharides.

De plus petites ulcérations arrondies se voient dans les sillons ou intervalles situés entre les colonnes de l'estomac. Ces ulcérations paraissent impliquer des follicules isolés. Enfin de larges traînées d'injection vive existent sur toute la surface muqueuse de l'estomac, plus accentuées vers les orifices œsophagien et pylorique.

Les mêmes lésions se retrouvent dans les intestins, quoique à un degré moindre ; ce qui domine c'est l'injection et l'inflammation catarrhale, affectant dans toute son étendue et d'une façon continue la surface du gros intestin et de l'intestin grêle.

Une couche épaisse, compacte, de matière verdâtre ayant la consistance d'un mucus catarrhal semi-concret, tapisse de larges portions de la muqueuse intestinale ; l'enlèvement de cette matière par le râclage laisse à nu des plaques ulcérées de la muqueuse dans lesquelles de petites hémorrhagies se sont faites comme à la surface de l'estomac.

La muqueuse rectale est le siége d'une très-vive injection.

Des traces non équivoques de péritonite partielle par propagation existent à la surface externe des circonvolutions intestinales.

Le cœur et les poumons sont sains, à cela près que les poumons présentent quelques nodules d'emphysème vers leurs bords tranchants, et que les cavités cardiaques renferment quelques caillots entièrement passifs de la dernière heure.

Les reins sont congestionnés.

Expérience III.

Injection dans l'estomac de 25 gr. de poudre délayée dans 200 gr. d'eau miellée, par 5 gr. à la fois. Caractères des vomissements. Attitude de l'animal pendant la miction douloureuse. Mort au bout de cinq jours. Altérations graves du tube digestif.

16 avril. — Nous donnons à un chien bull de forte taille et vigoureux 5 grammes poudre de cantharides délayée dans environ 50 grammes d'eau miellée. Pendant une demi-heure il ne manifeste rien de particulier, mais au bout de ce laps de temps il a vomi assez abondamment. Ses vomissements contenaient une grande quantité de poudre de cantharides. Pour s'en assurer il suffisait de comprimer entre un verre et une lamelle la matière de ces vomissements pour distinguer nettement les particules de cantharides. Une heure après, il a vomi de nouveau, mais ses vomissements n'avaient plus le même aspect. Ils étaient blancs, mousseux, et ressemblaient assez bien à des œufs à la neige, sauf qu'ils étaient visqueux. Leur réaction était alcaline. Après chaque vomissement le chien secouait violemment la tête, pour se débarrasser sans doute des petits fragments de poudre qui adhéraient à la muqueuse buccale. Une bave épaisse et filante coulait de ses lèvres. Nous n'avons pas noté de dilatation pupillaire bien nette. L'animal n'a mangé que fort peu et a vomi presque aussitôt. Il avait bu préalablement avec avidité. Nous l'avons vu uriner deux fois, et il a présenté des phénomènes que nous décrirons bientôt, et qui prouvent que les cantharides, même au bout d'une heure, exer-

çaient déjà leur action sur la vessie. Il ne nous a pas été possible de recueillir de son urine. Le chien, bien que très-abattu, était caressant.

17.—Nous lui donnons de nouveau 5 grammes de poudre de cantharides. Pendant une demi-heure nous n'observons aucun phénomène. Au bout de ce temps il vomit à plusieurs reprises une partie de la poudre qu'il avait ingérée. Plus tard, ses vomissements reprirent l'aspect spumeux et blanchâtre déjà observé. Dans les intervalles, une bave filante tombait de ses lèvres. La dilatation pupillaire était presque complète. L'animal est très-abattu; il vomit à plusieurs reprises. Ses lèvres et sa gueule sont très-enflammées. Après chaque vomissement il secoue violemment la tête pour se débarrasser du liquide qui reste sur ses muqueuses.

18. — L'animal est triste et manifeste une vive résistance lorsqu'on cherche à lui ouvrir la gueule pour introduire de nouveau dans son estomac 5 grammes de poudre délayée dans la même quantité d'eau que précédemment. Au bout de quelques minutes il en vomit une grande partie, et secoue violemment la tête comme s'il voulait se débarasser d'un liquide brûlant. Cette bave visqueuse et blanche si caractéristique coulait incessamment de ses lèvres Le reste du temps, le chien restait immobile, le cou tendu et dirigé vers le sol. A plusieurs reprises il fit des efforts infructueux pour vomir.

De nouveau nous l'avons observé alors qu'il essayait d'uriner. Pendant plus de dix minutes il est resté dans la situation d'un animal qui attend la venue de son urine et qui l'attend en vain. La fatigue survenant, il reprenait sa position primitive, pour faire quelques instants après de nouveaux efforts qui aboutissaient à l'émission de quelques gouttes d'urine non sanguinolente. Ce qui caractérise l'état de ce chien, c'est la tendance à l'immobilité. A certains moments il a poussé des gémissements doux et prolongés qui dénotaient une vive douleur.

19 avril. — La tristesse et l'abattement du chien ont augmenté. Son haleine est d'une fétidité repoussante dans laquelle domine une odeur ammoniacale très-nette. Au bout d'un instant la pièce était remplie de cette odeur fétide. Nous lui faisons prendre une nouvelle dose de 5 grammes de poudre dont il rejette après quelques instants une assez forte proportion. Il conserve une immobilité presque absolue. Tête penchée vers le sol, corps porté en avant, sans aucun mouvement. Cet état s'est prolongé tout le temps que le chien est resté dans le laboratoire. Il n'était tiré de son immobilité que par des efforts pour vomir.

20. — L'animal est laissé au repos.

21. — Il peut à peine marcher, tant est grand son abattement. Il exhale une odeur repoussante. Nouvelle injection de 5 grammes poudre de cantharides. Une grande partie est rejetée aussitôt par les vomissements. Le chien reste soit couché, soit debout, sans faire aucun mouvement. Nous l'avons vu de nouveau garder pendant plus de dix minutes la position d'un chien qui va uriner, sans pouvoir y réussir.

Il laisse couler de ses lèvres une bave sanguinolente. De ses narines s'échappe un écoulement muqueux à la fois purulent et sanguinolent. Ce dernier phénomène avait été déjà observé par nous.

L'animal meurt dans la nuit.

Autopsie. — Vive injection de la muqueuse œsophagienne.

L'estomac, qui présente l'inflammation catarrhale habituelle, est en outre très-injecté dans toute la surface muqueuse. On voit des points hémorrhagiques disséminés dans les environs de la région pylorique.

De semblables altérations affectent la muqueuse du duodénum, surtout dans la première et la dernière portion. Les autres parties de l'intestin grêle et du gros intestin sont à peu près saines. C'est à peine si on y rencontre quelques traces d'irritation superficielle de la muqueuse.

Les reins ont à la coupe une couleur acajou foncé qui témoigne d'une vive congestion, tant de la substance corticale que de la substance médullaire.

Arborisations vasculaires de la muqueuse vésicale vers le col et le bas-fond.

Foie fortement congestionné et comme infiltré de sang.

Caillots passifs dans les cavités cardiaques.

Congestion simple des deux poumons, accompagnée de nodules emphysémateux.

Expérience IV.

Injection dans l'estomac de 8 gr. de poudre à la fois et délayée dans de l'eau gommeuse. Dilatation pupillaire. Miction douloureuse. Hématurie. Mort. Altérations remarquables de la vessie.

8 avril. — Nous faisons avaler à un terrier de forte taille 8 gr. de poudre de cantharides délayée dans 100 gr. d'eau gommeuse. L'animal ne tarde pas à manifester une vive anxiété, qu'il exprime par des gémissements plaintifs. Quelques minutes après l'injection, la dilatation pupillaire était presque complète.

Au bout d'une demi-heure, le chien commença à vomir un liquide spumeux, mucilagineux et blanchâtre, contenant de la poudre de cantharides.

Ces vomissements se répétèrent une dizaine de fois dans l'après-midi avec les mêmes caractères. L'animal était à jeun. Il eut une selle demi-diarrhéique, et urina avec une difficulté marquée. L'urine était albumineuse. Trois heures après l'injection, l'animal présentait toujours une certaine agitation et faisait de temps en temps des efforts pour vomir. La dilatation pupillaire persistait.

9. Le chien a un mauvais aspect. Il a conservé une dilatation assez notable de la pupille. Son abattement est considérable. Dans le but de lui faire absorber une quantité notable de poudre, nous lui en injectons encore cinq grammes délayés dans de l'eau gommeuse. Le chien nous a présenté les phénomènes suivants : Peu d'instants après l'injection, il s'est mis en devoir d'uriner ; ses pattes de derrière étaient ployées sous le bassin, et le chien attendait avec une sorte d'anxiété la venue de l'urine. Celle-ci était presque rouge et contenait des quantités notables de sang. Son passage dans le canal paraissait être douloureux. L'animal nous donna plusieurs fois ce phénomène à observer, et chaque fois il ne rendit que quelques gouttes d'une urine sanguinolente. Il lui arriva même de n'en pouvoir émettre du tout.

Une demi-heure après l'injection, il commença à vomir abondamment ; ses vomissements contenaient une grande quantité de poudre de cantharides. Ils se sont renouvelés à plusieurs reprises. Dans les intervalles, le chien ne présentait que de l'abattement. Sa gueule, fort enflammée par le séjour des particules de cantharides, laissait couler par les lèvres une bave épaisse et visqueuse.

Puis les vomissements devinrent plus éloignés et moins copieux.

Nous avons pu constater que la défécation était douloureuse comme la miction.

Les matières fécales étaient d'une consistance mixte, d'une couleur jaune orangé, et d'une odeur insupportable.

La dilatation pupillaire était considérable.

10. Le chien meurt dans la nuit.

Autopsie. — Ce qui nous frappe tout d'abord dans l'examen des organes thoraciques, c'est l'absence de toute altération appréciable dans les poumons. C'est à peine si, en examinant avec une minutieuse attention, on découvre quelques cellules emphysémateuses vers les bords tranchants. Il n'y a pas trace de liquide épanché dans les cavités pleurales.

Le cœur contient dans ses cavités ventriculaires des coagula purement passifs et récents. Ecchymoses sous-péricardiaques vers la base.

Les altérations réelles semblent s'être concentrées dans les organes digestifs.

L'estomac contient un liquide rougeâtre formé en majeure partie par du sang. A part une inflammation catarrhale généralisée de la muqueuse, il présente de nombreuses taches ecchymotiques, et même des ulcérations avec hémorrhagie sur la crête des circonvolutions musculo-muqueuses. Ces altérations paraissent n'impliquer que le tissu muqueux. Elles sont plus marquées et plus étendues dans les environs de l'orifice pylorique.

Ces mêmes lésions, caractérisées par de l'injection vive, de l'inflammation catarrhale, des plaques hémorrhagiques et de véritables altérations destructives de la muqueuse se continuent dans toute l'étendue de la surface interne de l'intestin, mais elles impliquent plus particulièrement et au plus haut degré l'intestin grêle et sa première portion (le duodénum); elles s'atténuent dans le gros intestin pour reparaître avec leur intensité première dans le rectum, dont la muqueuse est sillonnée longitudinalement de traînées d'injection, et d'altérations hémorrhagiques.

Le foie est gorgé de sang, et dans quelques points, il présente de véritables noyaux d'apoplexie, tranchant par leur couleur noire très-foncée sur le tissu voisin, très-infiltré.

Etat congestif des reins. Hémorrhagies multiples à la surface de la muqueuse vésicale avec irritation inflammatoire circonvoisine.

Cette irritation est surtout accentuée vers l'orifice uréthral. La muqueuse uréthrale est le siége d'une véritable injection.

Enfin les muqueuses buccale et œsophagienne sont très-injectées, enflammées et même ulcérées en quelques points, notamment celle de la bouche, qui a reçu le contact réitéré des matières des vomissements. La langue se dépouillait facilement de son épiderme par un léger frottement.

La vessie contenait du sang presque pur.

Expérience V.

Nous donnons à un chien de chasse vigoureux 20 gr. de poudre de cantharides délayée dans 200 gr. d'eau miellée. Pendant une demi-heure, rien de particulier n'est noté, sauf de la dilatation pupillaire, et l'émission d'une bave filante. Au bout de ce temps, vomissements très-abondants. Expulsion d'une grande quantité de poudre. Les vomissements deviennent visqueux, blanchâtres, sanguinolents, et de la consistance de l'albumine de l'œuf. La bave qui coulait de sa gueule était également sanguinolente.

L'animal urine. A la façon dont il se tient, et à l'intermittence du jet d'urine, il est facile de voir que l'urination est douloureuse· Cette urine était albumineuse, colorée en jaune, légèrement acide. Le chien manifeste, comme ceux qui l'ont précédé, de l'abattement et une tendance marquée à l'immobilité.

Deux heures après l'injection, la dilatation pupillaire était à peu près complète.

L'animal est mort dans la nuit.

Autopsie. — Le cadavre étant couché sur la table à dissection, une grande quantité de liquide sanieux d'odeur putride s'écoule par les narines. Nous soupçonnons que ce liquide provient des organes respiratoires. En effet, nous constatons que la trachée-artère et ses divisions, de même que les petites bronches, en contiennent une certaine quantité. C'est un liquide verdâtre mêlé de sang noirâtre et de mucus puriforme ; il est semblable aux liquides des vomissements derniers dont on retrouve même une certaine quantité dans l'estomac. La muqueuse des bronches est vivement injectée et ulcérée dans un grand nombre de points.

Le tissu des poumons, dans leurs parties centrales, c'est-à-dire dans les parties où ont pénétré les matières en question, est hépatisé, friable, et en certains points est le siége d'un véritable état gangréneux. Dans les régions superficielles sous-pleurales, le tissu pulmonaire présente de nombreux noyaux d'infiltration sero-sanguine lobulaire, avec mélange d'emphysème vésiculaire. Nous n'avons pas trouvé de communication entre l'œsophage ou l'estomac et la trachée ou les bronches. Tout porte à penser que dans les derniers efforts de vomissements, les matières de l'estomac n'ayant pu être rejetées au dehors, ont pénétré dans la trachée-artère. La poudre irritante a ainsi été portée dans les organes respiratoires.

L'estomac est entièrement recouvert à sa surface interne d'une couche rougeâtre continue qui est le résultat d'une vaste hémorrhagie en nappe, impliquant toute la muqueuse. Celle-ci a presque complétement disparu sous cette destruction ulcérative généralisée; toutefois, le travail ulcératif n'est pas arrivé jusqu'à la perforation des parois.

L'altération est à son maximum dans la région pylorique de l'organe. Elle se continue avec les mêmes caractères d'injection et d'infiltration hémorrhagique avec état ulcératif dans la première et seconde portion du duodénum. Plus loin, l'altération s'atténue, et ne laisse plus que quelques traces rares et limitées, uniquement caractérisées par de l'irritation superficielle ; dans la dernière portion du gros intestin, ces traces ont entièrement disparu.

Congestion intense et infiltration sanguine des reins dans leurs deux substances.

Vessie à colonnes, injectée légèrement dans toute sa surface muqueuse, mais d'une façon plus notable dans la région prostatique du col.

Le foie présente de véritables noyaux apoplectiques.

Traînées congestives à la surface de la rate.

Expérience VI.

Injection de 20 gr. et de 30 gr. de poudre à chaque fois. Différence de l'action suivant que la poudre a été épuisée par l'alcool ou non. Vomissements réitérés, Mort.

30 avril. — Nous donnons en une seule fois à un chien de taille et de constitution moyennes, 20 gr. de poudre de cantharides ayant servi à préparer la teinture dans 200 gr. d'eau. Une heure après, il n'avait pas vomi. Son attitude est celle d'un chien fatigué ou souffrant, il est affaissé et ne donne aucun signe d'agitation. Une heure et demie après, il vomit de la poudre avec quelques matières blanchâtres spumeuses. Ces vomissements sont suivis d'autres contenant moins de poudre, mais constitués par des matières spumeuses. Il est très-accablé.

1er mai. — Nous voyons le chien le matin, il ne paraît pas avoir souffert d'une façon bien grave. Nous lui injectons 30 gr. de la même poudre. Une bave peu abondante, mais visqueuse, coule de ses lèvres. Il vomit à plusieurs reprises.

2. L'animal ne manifeste que de l'abattement. Nous lui injectons de nouveau 20 gr. de poudre de la même provenance. Au bout d'une demi-heure, le chien vomit abondamment, puis il reste dans la situation déjà observée, debout, la tête inclinée vers la terre, chancelant de droite et de gauche comme s'il était ivre. Une bave filante coule de ses lèvres.

3. Le chien ne semble pas avoir subi d'atteintes très-graves de l'ingestion de 70 gr. de poudre de cantharides épuisée par l'alcool. Ce qui prouve, comme on devait s'y attendre, que cette poudre est beaucoup moins active que l'autre, sans toutefois être inerte. Alors, nous avons injecté 20 gr. de poudre de cantharides n'ayant subi

aucun traitement. L'animal a vomi abondamment au bout de dix minutes. Défécation douloureuse, matières rougeâtres et semi-liquides. Bave abondante.

Il meurt dans la soirée.

Autopsie. — Altérations habituelles en ce cas des organes digestifs au degré d'intensité près. Toute la surface interne de l'estomac est rouge de sang ; une hémorrhagie en nappe s'est faite dans toute l'étendue de la muqueuse. Au-dessous du magma formé par un mélange d'hématies et de mucus altéré et de débris alimentaires se voient de nombreuses ulcérations, qui sont comme autant de vésications partielles. La muqueuse est entièrement détruite sur certains points.

Les mêmes altérations se continuent dans l'intestin, particulièrement dans le duodénum, qui est atteint presque au même degré que l'estomac.

L'inflammation catarrhale y est des plus intenses, les ulcérations arrondies à l'emporte-pièce que nous avons constamment signalées dans les mêmes conditions y sont nombreuses, et enfin du sang s'y trouve épanché en grande quantité.

Les lésions sont à peu près entièrement localisées, cantonnées en quelque sorte dans le duodénum ; plus loin, elles s'atténuent et disparaissent dans les dernières portions de l'intestin.

L'intestin grêle présente toutefois des traces disséminées d'irritation.

Dans le cœur, caillots purement passifs et récents.

Congestion lobulaire des poumons avec nodules emphysémateux vers les bords tranchants.

Les reins sont rouge-vif à la coupe ; ils sont congestionnés dans leurs deux substances, mais cette congestion ne dépasse pas les limites du premier degré.

Une semblable congestion existe dans le tissu du foie et de la rate.

L'examen de la vessie n'a pu être fait.

Expérience VII.

L'expérience qui suit a été réalisée dans le but de contrôler l'assertion émise par le docteur Dieu, à savoir que la poudre de cantharides agirait plus activement à plus petite dose, pourvu qu'elle soit délayée dans une grande quantité d'eau.

A un chien vigoureux et de taille moyenne nous administrons

4gr,50 poudre de cantharides délayée dans 500 gr. d'eau. Pendant une heure l'animal n'a rien manifesté, sauf une salivation abondante et filante. Au bout de ce temps, il a vomi abondamment une assez grande quantité de poudre mélangée à beaucoup de matière visqueuse. Ces vomissements se sont répétés à plusieurs reprises; ils contenaient de moins en moins de poudre, mais en revanche ils étaient de plus en plus spumeux, gluants et blanchâtres. Ces vomissements sont devenus verdâtres, mais conservaient la consistance d'albumine de l'œuf.

La pupille était entièrement dilatée.

Dans les intervalles des vomissements, le chien était assez calme et conservait l'immobilité. Il a bu abondamment et a vomi un ténia Le lendemain à midi l'animal nous est amené ; il ne présente pas de phénomène particulier, il est gai, caressant, et peut être considéré comme rétabli.

Il est sacrifié par section du bulbe.

Autopsie. — L'estomac et l'œsophage n'offrent presque pas d'altération. C'est à peine si la muqueuse gastrique est un peu plus injectée que normalement.

La muqueuse duodénale, surtout dans sa première et sa deuxième portion, présente au contraire les traces d'une vive inflammation catarrhale avec quelques ulcérations.

Congestion intense des reins dans leurs deux substances. Couleur lie de vin à la coupe.

Foie, également très-congestionné, infiltré de sang.

Arborisations vasculaires de la muqueuse vésicale au lieu d'élection. Congestion légère des poumons, et nodules emphysémateux survenus sans doute par suite des efforts du vomissement.

Action de la teinture de cantharides.

Comme toutes les teintures pharmaceutiques en général, la teinture de cantharides est un médicament mal défini. Son action, subordonnée à la quantité de cantharidine qu'elle contient, est essentiellement variable suivant les modes de préparation, et la richesse des insectes en principe actif. On pourra facilement se convaincre, par la lecture des observations qui suivent, du peu d'activité de ce médicament.

Cependant les traités de toxicologie rapportent des faits d'empoisonnement par la teinture de cantharides. Nous avons donné cette année même, dans le *Journal des connaissances médicales*, la traduction d'une observation d'empoisonnement mortel par la teinture de cantharides, tirée du *British medical journal* (12 février 1876) et publiée par le docteur Spencer Jefferis.

Il s'agit d'une pauvre folle qui avait avalé trois fluid onces de teinture de cantharides. « Lorque je la vis, dit le médecin, elle souffrait beaucoup d'une douleur brûlante et d'une constriction de la gorge; ses yeux étaient proéminents, ses lèvres et sa bouche étaient desséchées et blanchâtres (action vésicante). Elle avait de la salivation, des nausées et des vomissements d'un mucus glaireux tenace; sa langue aussi était blanchâtre au bout et sur les côtés, mais était très-gonflée et brun-noirâtre au centre. La respiration était très-irrégulière et imparfaite, quelquefois rapide, quelque fois lente et avec de grands intervalles. Le pouls radial était plein et bondissant; les vaisseaux de la tête et du cou, très-congestionnés. La pauvre créature semblait éprouver de grandes souffrances, comme l'indiquaient l'expression de sa physionomie et les mouvements de ses bras et de son corps dans les efforts qu'elle faisait pour obtenir du soulagement.

Les vomissements étaient abondants; la malade se plaignant d'autre part de grandes douleurs dans le gosier et de grandes difficultées à avaler, considérant de plus le temps depuis lequel le poison avait été ingéré et sa forme très-facilement absorbable, je fus d'avis que les vomissements étaient inutiles, et que l'emploi de la pompe stomacale aurait été plein de dangers en raison des traumatismes qu'il faudrait exercer sur les parois affaiblies et probablement vésiquées de l'œsophage et de l'estomac.

En conséquence, j'administrai un breuvage composé de blancs d'œufs, d'huiles d'olives et de lait chaud, et je prescrivis de continuer l'usage de boissons émollientes chaudes, avec des cataplasmes chauds à la gorge, au cou, à la poitrine et à l'estomac. Quelques heures après je revins visiter la malade et je la trouvai un peu mieux en ce qui concerne la sensation de brûlure à la gorge. Elle vomissait une matière semblable à du marc de café, se plaignait de douleurs dans la région de la vessie, de l'utérus et des reins, douleurs intenses, surtout sur l'hypogastre. Elle paraissait aussi avoir plus de difficulté à avaler; quand on lui donnait un liquide à boire, elle le gardait un instant dans la bouche, et le laissait ensuite s'échapper entre ses lèvres; quand on l'on l'engageait à faire un effort pour avaler, elle suffoquait et rejetait tout le liquide; cela ne passait sept heures après l'accident. Je prescrivis la continuation des remèdes déjà employés, et des fomentations sur les reins et sur la vessie. Le lendemain matin, je la trouvai sans amélioration et ayant passé une nuit agitée je demandai si elle avait uriné ou non, les personnes qui l'entouraient me répondirent qu'elle avait souvent essayé de le faire, mais sans résultats, ayant seulement rendu un peu de sang au lieu d'urine.

La malade avait eu une selle peu considérable, composée de matières noirâtres, ayant l'aspect de goudron; elle avait déliré pendant la nuit. Le pouls était alors mou et dépressible, et je craignais qu'il ne se fût produit une perforation. Vers midi elle se leva pour prendre une fumigation, dans l'espérance d'éprouver quelque soulagement, et mourut assise, 21 heures et demie après l'absorption du poison. Trente heures après la mort, aidé par un de mes confrères, et à la requête des autorités, je fis l'autopsie du corps. En raison de l'opposition des parents et des amis, je ne pus faire un examen complet des viscères, et je dus borner mes recherches à l'estomac. En ouvrant la cavité abdominale, dont les parois étaient tapissées de graisse, il s'échappa une grande quantité de gaz fétides. L'estomac était à sa place normale; vers sa face supérieure et postérieure, à environ trois pouces de la région pylorique, il existait une perforation suffisamment large pour laisser passer une petite plume de poule. La perforation avait une forme ovale, dans la direction du diamètre longitudinal de l'estomac; ses bords étaient déchiquetés, congestionnés et noirâtres; la muqueuse, à deux pouces de chaque côté de la perforation, était également congestionnée et noirâtre; la muqueuse stomacale, celle de l'extrémité inférieure de l'œsophage, étaient ramollies, noires, et recouvertes d'un enduit foncé et grumeleux. Il ne semblait pas y avoir d'inflammation adhésive du péritoine, et autant, que je l'ai pu observer, il ne s'exhalait aucune odeur particulière du contenu de l'estomac. »

Nous avons tenu à donner cette observation, d'abord parce qu'elle est, à notre connaissance, la plus récente, et parce qu'elle présente un tableau fidèle dans les points principaux de l'empoisonnement par les préparations cantharidiennes. La rapidité avec laquelle la malade a succombé peut s'expliquer par la perforation stomacale constatée à l'autopsie. Mais cette perforation peut-elle être exclusivement imputée à la teinture de cantharides ? Nous en doutons, et nous pensons plutôt qu'il devait y avoir antérieurement une lésion organique qui, dans un espace de temps plus ou moins éloigné, aurait eu la perforation comme conséquence, et pour laquelle l'introduction de la teinture de cantharides dans l'estomac a été la cause immédiate de la rupture. C'est ainsi que l'on voit quelquefois, dans certains ulcères de l'estomac, même en voie de guérison, un excès d'alimentation provoquer la perforation immédiate, et amener ainsi la mort.

M. Cantieri, dans le mémoire qu'il a publié dans le journal *lo Sperimentale*, a étudié récemment l'action physiologique de la teinture de cantharides en injectant directement dans les veines ce produit médicamenteux. Il est à peine utile de faire ressortir ce que ce mode d'expérimentation a de défectueux. Outre que la teinture de cantharides est un produit complexe, on n'introduit pas impunément un liquide alcoolique dans les veines d'un animal ; il y avait là deux causes, sinon d'erreur, au moins de complication, qui nous paraissent avoir échappé à M. Cantieri. Cet auteur a fait réagir, sur du sang placé dans des tubes à expérience, de la teinture de cantharides d'une part, et de l'autre de l'alcool. De ses expériences, il tire la conclusion suivante : « L'alcool seul chagrine et contracte les globules sanguins, tandis que la teinture de cantharides, outre ces deux effets, *détruit* les globules sanguins. » M. Cantieri a retrouvé ces altérations dans les injections intra-veineuses de teinture qu'il a pratiquées ; il a observé, d'une façon générale, que les animaux en expérience étaient tristes et gardaient l'immobilité. Il a remarqué dans un cas, chez une lapine, que la vulve était turgescente et dure, et qu'elle laissait échapper de la sérosité. Comme lésion anatomique, la plus importante est l'hypérémie du cerveau et le ramollissement de la moelle épinière dans la région dorsale. M. Cantieri dit que cette lésion est constante. Dans deux cas, il a également noté, chez le lapin, de l'épanchement péricardique.

Non content d'injecter de la teinture de cantharides dans les veines, M. Cantieri en a introduit dans le tissu cellulaire sous-cutané de la grenouille, et il tire de ces expériences un certain nombre de déductions physiologiques sur lesquelles nous croyons ne pas devoir insister.

Observation I.

Injection dans l'estomac de 100 gr. de teinture de cantharides en une fois. Dilatation pupillaire. Immobilité. Symptômes d'alcoolisme. Abaissement de la température. Stupeur. Mort. Altérations des organes digestifs, des organes génito-urinaires et des poumons.

A un chien de taille moyenne, un peu affaibli par un phlegmon récemment ouvert, nous injectons 100 grammes de teinture de cantharides préparée depuis peu. Les phénomènes de l'alcoolisme ont gagné progressivement l'animal. Il n'a pas vomi. Bientôt il est tombé dans un état complet de résolution. Immobilité presque absolue. Ralentissement de la respiration. T. = 37°,6. Dilatation complète de la pupille.

Nous entretenons la température de l'animal à l'aide du feu et de couvertures. Il a quelques hallucinations de la vue. Six heures après l'injection, il a un vomissement très-abondant. Il meurt dans la nuit.

Autopsie. — Estomac: phlegmasie catarrhale intense. Injection généralisée. Arborisations vasculaires et piqueté hémorrhagique dans toute l'étendue de la muqueuse, plus accentués vers l'orifice pylorique. Pas d'ulcérations bien caractérisées. Altérations absolument semblables de la muqueuse intestinale, surtout du duodenum dont la muqueuse présente de nombreuses ulcérations comme à l'emporte-pièce, arrondies et de la grandeur d'une pièce de vingt centimes. Le gros intestin est seulement injecté par places, mais cette injection est beaucoup plus vive dans la portion rectale de cet intestin. Dans le cœur, caillots mi-passifs, mi-fibrineux. Pas d'altérations appréciables de l'endocarde.

Les poumons sont le siége d'une congestion lobulaire intense et généralisée, et d'un emphysème vésiculaire disséminé et abondant. Nous constatons en outre l'existence de quelques ecchymoses sous-pleurales.

Reins: congestion forte des deux substances. Arborisations et traînées congestives sous-capsulaires.

Vessie : simple injection diffuse de la muqueuse, varicosité des vaisseaux superficiels.

Foie : très-congestionné; quelques noyaux hémoptoïques vers les bords tranchants des lobes hépatiques.

La rate offre elle-même une large traînée d'infiltration sanguine sous la capsule.

Observation II.

31 mars. — A un chien de forte taille et très-vigoureux nous injectons à l'aide d'une sonde œsophagienne 4 grammes de teinture de cantharides, et environ 50 grammes d'eau.

L'urine obtenue par le sondage ne contenait pas d'albumine.

Le chien ne manifeste aucune agitation, et une heure après l'administration de la teinture aucun phénomène notable ne s'était produit. Une demi-heure se passe encore et le chien vomit un peu de liquide spumeux et jaunâtre.

2 avril. — L'animal paraissant complétement sain, nous lui faisons prendre 8 cent. cubes de teinture de cantharides; 10 minutes après, la dilatation pupillaire était très-appréciable. Pas de vomissements.

3 avril. — Nouvelle administration de 8 centim. cubes de teinture. La dilatation pupillaire a persisté depuis la veille. Elle augmente après l'injection. Pas de vomissement. L'animal est triste.

4 avril. — 15 centim. cubes de teinture. Animal très-calme. Il dort.

5 avril. — L'état général du chien ne dénote pas la souffrance, mais il a de la dilatation pupillaire. Nous lui injectons de nouveau 20 centim. cubes de teinture de cantharides. L'animal ne montre aucune agitation; au contraire, il dort profondément, ou du moins il a toutes les apparences du sommeil. De temps en temps il a une toux rauque et sèche. Nous le sondons, et nous remarquons que l'introduction de la sonde est douloureuse. L'urine obtenue est très-jaune et albumineuse.

7 avril. — 30 cent. cubes de teinture de cantharides. Une demi-heure après l'injection, il vomit un liquide visqueux, et rentre

ensuite dans son calme ordinaire. Nous avons noté que, bien que ne lui ayant pas donné de teinture la veille, la dilatation pupillaire persistait et était considérable.

8 avril. — 30 centim. cubes de teinture. Pas de vomissement. Dilatation pupillaire. Calme persistant. La tolérance semble s'établir. L'état général du chien ne change pas; nous remarquons seulement qu'il a le poil un peu terne.

9 avril. — La santé de l'animal n'étant pas altérée d'une façon notable, nous lui administrons 40 centim. cubes de teinture. Il n'a pas fait d'efforts pour vomir, et semble n'éprouver aucun malaise. Nous remarquons cependant qu'il y a une tendance remarquable et persistante à l'assoupissement. L'animal est presque constamment couché et tient les yeux fermés. Nous ne le voyons pas uriner. Il ne présente pas de phénomènes d'essoufflement.

10 avril. — Même état du chien. Administration de 50 centim. cubes de teinture. Il n'a pas de vomissements, et reste plongé dans sa somnolence. En ayant été tiré par une cause fortuite, nous avons remarqué qu'il chancelait. L'ayant alors fait marcher, l'animal tomba plusieurs fois. Au repos, il ne manifestait aucune agitation. Ce phénomène de titubation était certainement dû à l'alcool. Une heure après, ce phénomène d'alcoolisme avaient disparu. Nous ne voyons pas uriner l'animal.

11 avril. — Nous revenons à la dose de 30 grammes, et nous ne notons alors rien de particulier.

12 et 13. — L'animal est laissé en repos.

14 avril. — Le chien ayant opposé une vive résistance à la personne qui le tenait, il ne nous a été possible que de lui injecter environ 60 à 70 grammes de teinture. Les phénomènes divers déjà notés se sont reproduits; la station debout était impossible. Pupilles dilatées. Après quelques instants d'agitation l'animal retombe dans sa somnolence habituelle. Bien qu'il ait eu des accès de toux assez souvent répétés, il n'a pas vomi.

15 avril. — Injection de 85 centim. cubes de teinture. Presque aussitôt le chien donne des signes d'ivresse non équivoques, et dort ensuite, en ronflant bruyamment. Une demi-heure après, l'animal fait des efforts pour vomir. Des vomissements se produisent: ils sont constitués par un liquide visqueux, épais et coulant. Ces vomissements se sont répétés plusieurs fois avec les mêmes caractères, pendant une demi-heure l'animal resta dans cet état d'ivresse; au bout de ce temps, il put se relever, quoique chancelant encore.

16 avril. — L'état du chien est satisfaisant. La veille, nous l'avons vu absorber très-rapidement 750 grammes de viande. Il présente

toutefois une toux sèche et une salivation épaisse. Nous lui injectons 100 grammes teinture de cantharides. Bientôt après, la salivation augmente. Le chien secoue vivement la tête à droite et à gauche comme pour se débarrasser d'un corps étranger. Une demi-heure après il vomit assez abondamment. Il est probable qu'il rejette ainsi une quantité plus ou moins grande de teinture. Ces vomissements se produisent à plusieurs reprises, ils sont sanguinolents, épais et visqueux. Le chien n'a pas présenté de phénomènes d'ivresse. C'est ainsi qu'un lapin s'étant égaré dans le laboratoire, ses instincts cynégétiques se sont réveillés avec une ardeur extraordinaire. Il se cabrait pour ainsi dire sur sa chaîne, et nous avions grande peine pour le retenir. Chose curieuse le chien aboyait avec fureur, et ses aboiement ne s'entendaient pas, il avait perdu la voix presque complétement.

Cet incident terminé, le chien reprit son calme, mais fit encore des efforts pour vomir. L'heure de son repas arrivée, il mange avec assez d'avidité. Nous ne le voyons ni vomir ni uriner. D'un naturel très-caressant, le chien avait conservé sa gaîté.

17. — Nous donnons à l'animal, dont la toux est persistante ainsi que l'enrouement, 140 grammes de teinture alcoolique de cantharides. Tout d'abord il ne manifeste rien ; mais au bout d'un quart d'heure, il vomit un peu. Aussitôt après l'injection de la teinture, il secoue énergiquement la tête comme pour se débarrasser d'un liquide qui lui brûlerait la gueule. Une bave épaisse et filante ne cessait de couler le long de ses lèvres. Bientôt il est envahi par l'ivresse la plus complète, il tombe dans un profond sommeil, et ronfle bruyamment. Il manifeste dans son sommeil une agitation nerveuse intermittente, caractérisée par quelques petits mouvements ou tics convulsifs. Ces phénomènes peuvent être attribués en partie à l'énorme quantité d'alcool absorbée par le chien. Cinq heures après l'injection, l'ivresse n'était pas dissipée. La dilatation pupillaire était complète. L'animal retombait lourdement chaque fois qu'il tentait de se relever. Nous n'avons pas observé de vomissements sanguinolents comme la veille.

18. Persistance et aggravation de l'enrouement. Toux fréquente. L'état général n'est pas profondément modifié. Le chien, il est vrai, est affaissé, mais il n'a rien perdu de son embonpoint. Nouvelle injection de 150 grammes de teinture. Un quart d'heure après, vomissement peu abondant. Puis l'animal tombe dans l'ivresse la plus complète et dans une prostration dont rien ne peut le tirer. Une bave non sanguinolente, mais colorée, coule de ses lèvres. C'est tout ce qu'on peut observer. Avant l'invasion de l'ivresse, il avait

donné des signes d'agitation. Une bave visqueuse et épaisse coulait de ses lèvres. De temps en temps il poussait des gémissements plaintifs et prolongés que nous avions déjà notés chez des chiens alcoolisés ; trois heures après, l'ivresse persistait encore. L'animal présentait une dilatation pupillaire considérable. Nous n'avons pas observé ces vomissements sanguinolents qui avaient donné pendant deux jours un caractère si grave à la marche de l'intoxication.

19 et 20. L'animal est laissé au repos.

21 avril. Nous donnons au chien en une seule fois la dose énorme de 200 grammes de teinture alcoolique de cantharides. Le chien n'a pas vomi ; il est tombé dans un sommeil profond dont il n'est pas sorti. Il a succombé dans la nuit dans un état de torpeur et de coma complets. Insensibilité généralisée.

Depuis le 31 mars, cet animal avait absorbé près de 1,000 centimètres cubes de teinture de cantharides.

Autopsie. — Organes digestifs :

L'estomac présente une altération profonde et généralisée, caractérisée par une injection vive catarrhale de toute la surface de la muqueuse, et à un degré plus avancé par des ulcérations plus ou moins étendues, mais dont les plus larges ne dépassent guère 4 à 5 millimètres de diamètre. Ulcérations avec hémorrhagie à leur surface, et siégeant plus particulièrement sur la crête des circonvolutions de la face interne de l'estomac.

En général, l'altération ne franchit pas en profondeur les limites de la muqueuse. Cependant, en un point situé au voisinage de l'ouverture pylorique, l'inflammation a atteint le tissu sous-muqueux, et il y a là un véritable petit phlegmon suppuré, mais circonscrit.

Intestins : injection vive. Arborisations très-vives de la surface de la muqueuse. Inflammation catarrhale, principalement dans la première partie de l'intestin grêle, le duodénum. Dans ce dernier existent des ulcérations hémorrhagiques pareilles à celles qui viennent d'être signalées dans l'estomac. Ces ulcérations sont arrondies ; les plus larges ont la dimension d'une pièce de 20 centimes. Elles sont constituées par une disparition complète, comme à l'emporte-pièce, de la muqueuse. Elles sont entourées et limitées par un cercle d'arborisations vasculaires.

Il y a des coagula dans les vaisseaux, dans certains points des ecchymoses, et même de véritables hémorrhagies. Les villosités intestinales sont comme coupées et ébarbées.

Toutes ces altérations, qui sont à leur maximum dans le duodénum s'atténuent dans le gros intestin, où elles se réduisent à peu près à l'inflammation catarrhale simple; puis elles réapparaissent dans le rectum, quoique à un degré moindre. Il n'y a pas, en effet, dans le rectum, d'ulcérations appréciables; mais l'injection y est très-vive, et les points ecchymotiques y sont nombreux.

Cœur: caillots noirs passifs dans les deux cavités. Pas d'altérations appréciables à la surface de la membrane interne.

Poumons: congestion lobulaire; noyaux hémoptoïques disséminés, et sous forme de traînées ecchymotiques sous-pleurales. Nodules nombreux d'emphysème vers les bords tranchants.

Reins: état congestif des deux substances comme au premier degré de la maladie de Bright. Point de stéatose accusée.

Vessie: piqueté hémorrhagique à la surface de la muqueuse; notamment vers le bas-fond et le col.

Foie: état congestif et friabilité.

CHAPITRE TROISIÈME

—————

1° *Empoisonnement par la poudre de cantharides.*

Maintenant que nous avons étudié aussi complétement
qu'il était en notre pouvoir les altérations produites par le
principe actif des cantharides, il nous reste à déterminer
les moyens de reconnaître la présence de ce poison et d'en
atténuer autant que possible les effets.

Pas plus pour cette partie de notre travail que pour les
autres, nous n'avons la prétention d'avoir épuisé la question.
Mais, convaincu que nous sommes que la toxicologie ne
doit pas se borner uniquement à l'étude des phénomènes
physiologiques ou bien à la recherche des lésions, non plus
qu'à la détermination chimique des poisons; ne voulant
point, comme l'ont fait différents auteurs, donner à un
ordre quelconque de ces recherches la prédominance sur
les autres, nous avons jugé que les associer serait entrer
dans la seule voie vraiment scientifique. Les indices fournis
par l'observation physiologique doivent être contrôlés par
l'analyse chimique, et réciproquement. Il n'y a rien à gagner,
il n'y a pas un progrès à faire, en divisant les sciences en
sciences maîtresses et en sciences servantes. Non, cette
division ne saurait exister, et nos connaissances se prêtent
un mutuel appui! Nous ne voulons pas insister sur une

vérité aussi indiscutable, et nous [entrons immédiatement en matière.

Un empoisonnement par la poudre de cantharides se produisant, on pourra ou non être le témoin des premiers symptômes d'intoxication que nous avons décrits. Ici se place une observation : nous ne croyons pas qu'une personne puisse ingérer une quantité suffisante de poudre de cantharides pour causer des accidents graves ou la mort, sans qu'il se produise des vomissements. Cette opinion n'est pas acceptée par tout le monde, mais elle nous paraît ressortir clairement de nos expériences. Dans ce cas, la recherche ne présente aucune difficulté. L'examen physique, chimique et physiologique devra être appliqué.

Le microscope ou la loupe feront aisément reconnaître dans les vomissements la présence de fragments de cantharides. En suivant, dans le traitement des matières vomies, le procédé donné par Dragendorff, on isolera la cantharidine, qu'on déterminera physiologiquement. Mais ces vomissements peuvent avoir été enlevés. Il ne faudra pas alors négliger d'examiner avec soin les dents et la bouche du malade, qui, très-probablement, salivera abondamment. Plus d'une fois nous avons constaté, chez des chiens à qui nous avions donné de la poudre de cantharides, que des particules cantharidiennes étaient restées adhérentes aux dents et aux lèvres. De même, nous avons quelquefois remarqué sur le pavé du laboratoire, malgré la quantité considérable d'eau projetée sur les vomissements, de petits points brillants qui n'étaient autres que des fragments d'élytres de cantharides.

Si cette supposition se réalise, deux cas peuvent se présenter : 1° le malade se rétablit; 2° il meurt.

1° S'il a pris une quantité notable de poudre, celle-ci sera infailliblement éliminée par l'intestin, c'est donc dans les fèces qu'il faudra la rechercher. Les signes physiques pourront manquer, ou du moins être d'une recherche très-difficile. Il faudra recourir au procédé donné par Poumet. Les matières molles et pulpeuses seront délayées dans l'alcool, étendues en couches très-minces et desséchées sur des plaques de verre; celles qui sont moulées et dures seront desséchées dans cet état, pour être plus tard dissoutes dans l'alcool, et évaporées comme les précédentes.

Ce moyen, excellent lorsque les cantharides ingérées étaient grossièrement pulvérisées, devient d'une application difficile lorsqu'il s'agit de ces poudres impalpables que nous fournit aujourd'hui le commerce. Bien que les fragments d'élytres résistent aux sucs digestifs, nous croyons cependant qu'ils peuvent, grâce à leur état d'extrême division, subir une altération superficielle.

M. Poumet dit : « Lorsqu'un empoisonnement a été causé par des cantharides entières ou pulvérisées, ce sont des cantharides entières ou pulvérisées qu'il faut retrouver et montrer pour établir la preuve. En quoi, dit cet auteur, la cantharidine serait-elle une preuve plus convaincante que la poudre elle-même, que des débris de pattes et d'élytres? N'y a-t-il donc que cette substance qui puisse produire la vésication?»

Nous ne saurions actuellement partager la manière de voir de M. Poumet. En effet, il le dit lui-même, les cantharides ne sont pas les seuls coléoptères qui présentent par la coloration de leurs élytres les caractères physiques signalés en parlant des paillettes, et d'autres insectes du même ordre en offrent à peu près de semblables. De cet aveu, nous devons conclure qu'il ne suffit pas de montrer des débris de pattes, d'élytres, ou de la poudre de cantharides, il faut prouver que ces débris ont une action vésicante.

Il est donc nécessaire de traiter les maières fécales par

les réactifs chimiques, afin d'isoler autant que possible le principe actif. M. Dragendorff, comme nous le verrons plus loin, a démontré que la cantharidine résistait au traitement qu'il indique, tandis que les substances reconnues capables de causer une vésication seraient détruites dans les mêmes circonstances.

L'expert pourra également faire l'examen de l'urine; s'il la trouve albumineuse ou sanguinolente, il devra s'assurer si elle n'a pas de propriétés vésicantes. On a signalé l'alcalinité comme étant un des caractères de cette sécrétion chez les sujets empoisonnés par les cantharides. Il est à noter que le malade pourra se trouver dans l'impossibilité d'uriner à la suite de l'action du principe vésicant sur le col de la vessie; il faudra al ors le sonder. Disons tout de suite que le patient ne pourra qu'y gagner. Nous n'hésiterions pas, dans un cas analogue, à sonder souvent le malade, même à laisser une sonde à demeure dans la vessie et à y faire de fréquentes injections, pour ne point laisser la muqueuse vésicale en contact avec une urine chargée de cantharidine.

2° Examinons maintenant le cas où le malade succombe aux suites de l'empoisonnement.

Nous ne reviendrons pas sur les altérations pathologiques que nous avons décrites dans le chapitre spécial que nous avons consacré à l'ingestion de la poudre.

Il faudra rechercher avec soin entre les dents, dans la bouche et dans l'arrière-bouche s'il n'y a point de particules cantharidiennes. Ce sont ces petits grains de poudre qui, restant adhérents à la muqueuse buccale, causent une salivation intarissable. On devra poursuivre cette recherche dans toute l'étendue de l'œsophage. Si on le veut, on pourra appliquer à cet organe le mode de recherche donné par Poumet pour l'intestin.

Nous conseillons de pratiquer deux ligatures avant d'enlever l'estomac : l'une comprenant une partie de l'œsophage, l'autre n'intéressant que le commencement du duodénum. On recueillera avec soin le contenu de l'estomac. S'il contient des aliments, on les trouvera mélangés à du sang coagulé et à du mucus, tenant en suspension de la poudre de cantharides. L'examen microscopique de ces substances, sans préparation préalable, pourra, dans certains cas, être tenté avec succès. Cependant nous devons avouer que cette recherche présente de sérieuses difficultés. Ce sont ordinairement les paillettes vertes qui, suivant l'expression de Poumet, maîtrisent le regard, mais ce sont celles qui apparaissent en moins grand nombre quand la poudre ingérée était impalpable. Les grains qu'on rencontre surtout sont noirâtres ou jaunâtres, mais ne présentent pas cet éclat mordoré qui peut faire soupçonner la présence des cantharides. Est-il besoin de dire que leur forme ne peut fournir aucun élément à la détermination, puisqu'elle varie à l'infini ? Dans ce cas, il faudra étendre ces matières sur des plaques de verre, en couche mince, et les faire dessécher pour en faire l'examen physique ultérieur. Quant à la propriété vésicante de ce magma stomacal, il est de toute nécessité d'en faire la détermination. On traitera donc, comme nous l'avons fait, ces matières, et on essayera leur propriété vésicante.

Si l'intestin n'a pas été préalablement ouvert, on pourra pratiquer le mode de recherche préconisé par Poumet. Après avoir détaché et forcé le tube intestinal, on l'insuffle et on le suspend verticalement en attachant un poids à la partie inférieure pour effacer les plis de l'intestin. Quand il est bien desséché, on le coupe et on dépose des fragments sur des plaques de verre que l'on soumet à un examen attentif. Si l'intestin a été ouvert, on pourra le fixer avec des clous sur une planche et le faire sécher dans cet état. Il est une précaution très-importante, recommandée par Poumet, et qu'il est indispensable de prendre. Lorsque l'on tente la recherche des paillettes cantharidiennes, il faut que ce soit à la lumière du soleil ; il ne faut point négliger d'exposer la pièce à examiner sous tous ses angles d'incidence. Une fois que Poumet avait déterminé la présence d'une paillette cantharidienne, il désignait par des signes de convention le point où il l'avait découverte.

Quant aux matières fécales, on leur fera subir, préalablement à leur examen physique et suivant leur consistance, les préparations exposées au paragraphe 1ᵉʳ. Mais on devra en conserver une partie, ainsi que du liquide intestinal, pour leur faire subir le traitement chimique dont il a été déjà parlé.

L'urine devra être également examinée comme dans le premier cas.

Orfila, dans le but de s'assurer de la résistance des particules cantharidiennes à l'action destructive de la fermentation putride et de l'humidité, avait enterré pendant plus de neuf mois, dans un intestin, 4 gr. de poudre de cantharides, un blanc d'œuf et de la viande, et au bout de ce temps, on a retrouvé la poudre. Mais, comme le fait observer justement Poumet, le poison n'a pas été soumis à l'action puissamment désorganisante de la digestion, ni altéré pendant la vie par un séjour dans l'intestin, prolongé pendant plusieurs jours. Ceci est parfaitement vrai. Poumet, se fondant sur ce principe qu'il traduit ainsi : « Les recherches expérimentales les meilleures sont celles qui reproduisent le plus fidèlement possible l'empoisonnement criminel », a administré les cantharides avec les excipients suivants : axonge, chair à saucisses, bœuf bouilli, hachis, confitures, pain à chanter et eau. Il nous paraît cependant qu'il s'est écarté de son principe en ne poussant point ses expériences jusqu'à

leurs limites, c'est-à-dire jusqu'à la mort de l'animal. Il suffira, en effet, de jeter les yeux sur les expériences de Poumet pour voir que, dans leur grande majorité, il n'empoi-
sonnait pas ses chiens, mais qu'il les pendait. Il est vrai qu'il
avait concentré son attention sur un seul point, la recherche
des particules cantharidiennes, et que ses résultats, même
en sacrifiant ses chiens, lui ont été favorables ; mais ils ont
été pour lui une cause d'erreur. Lorsqu'il s'exprime ainsi :
« Quant aux lésions des autres organes, l'intestin excepté,
c'est en vain que je les ai cherchées ; je n'ai rien trouvé qui
méritât une description, avec quelque soin que j'aie examiné les poumons, le cœur, le foie et la rate, les reins et les
uretères, la vessie, le pénis, les testicules, l'utérus et ses
annexes », il tire cette conclusion absolument fausse : « Cette
partie de l'histoire qui nous occupe ne peut donc nous être
d'aucun secours, ni nous éclairer d'aucune lumière. » Nous
croyons que nos expériences parlent assez haut, et qu'il est
inutile de réfuter cette hérésie.

Quelle est la quantité nécessaire de poudre de cantharides
pour causer la mort d'un homme ? Nous avouons que cette
question est difficile à résoudre. Pour ce qui regarde les
animaux, cette dose est variable.

On lit dans les *Ephémérides des curieux de nature* (année 1670, obs. CXXXIII), du Dʳ David Spilemberg, des
renseignements qui tendent à prouver que les cantharides
prises intérieurement ne sont pas toujours nuisibles. Suivant cet auteur, les habitants de la haute Hongrie, au-delà
du *Tein* ou *Tibisque*, sont sujets à une maladie extraordinaire, qui a quelque rapport avec l'hydrophobie : une grande
chaleur dans la tête, qui se répand ensuite par tout le corps
et succède à une enflure subite du cou, et ils meurent en
quatre jours, s'ils ne sont secourus à temps. Pour remédier
à cette maladie, ils se contentent de prendre *dix* cantha-

rides pulvérisées, et en une seule prise, ce qui leur procure une sueur abondante, et quelquefois une excrétion copieuse d'urine, mais sans couleur. Ce remède ne serait pas sans danger pour les Allemands et pour la plupart des nations ; mais les Hongrois dont nous parlons sont extrêmement forts et robustes, et ils sont persuadés que si l'on prend les cantharides entières, et sans en rien séparer, elles ne font jamais aucun mal, parce que les pieds de ces insectes, selon eux, sont l'antidote du venin de leur corps. Les Hongrois prenaient des cantharides contre la rage, et ils en faisaient prendre aux animaux qu'ils soupçonnaient être atteints de cette maladie. Ainsi que le dit l'auteur, on ne peut trop admirer le merveilleux tempérament des Hongrois, qui est si fort, qu'ils peuvent prendre jusqu'à 30 gr. de tithymale ou de ricin sans aucun danger.

W. Batt dit que 50 à 60 centigr. peuvent causer des accidents graves chez l'homme. Amoreux perdit une malade pour une petite pincée.

Fodéré rapporte qu'une femme phthisique prit 65 gr. de poudre et en fut quitte pour quelque chaleur au gosier, avec ardeur d'urine.

Orfila rapporte l'histoire de quelques étudiants qui se servirent longtemps de poudre de cantharides en guise de poivre, sans en éprouver de bien sérieux accidents.

Le docteur Dieu prétend que la dose de 4 gr. doit tuer infailliblement un chien. Il faut noter qu'il se servait de cantharides fraîches, condition que nous n'avons pu réaliser pour notre part.

Quant au docteur Poumet, nous avons vu que, bien qu'expérimentant sur des chiens de petite taille, les doses qu'il donnait, et qui étaient de 1 gr., 1 gr. 25, 1 gr. 50, 2 gr., 2 gr. 50, 3 gr., 3 gr. 50, 4 gr. et 5 gr., étaient ordinairement insuffisantes pour causer la mort de l'animal.

Nous avons employé des doses beaucoup plus élevées.

L'intensité de l'action toxique de la poudre de cantharides varie incessamment avec la quantité de cantharidine qu'elle contient. On sait que, sous l'action de divers agents, la proportion de cantharidine peut varier. De plus, comme nous l'avons vu, les vomissements, quoi qu'on en ait dit, sont une cause d'erreur dans l'appréciation de la quantité de poudre gardée par l'animal. Le patient en rejette d'autant plus qu'il en a absorbé davantage, ce qui n'empêche pas que la quantité conservée, sauf peut-être une propension plus grande que peuvent présenter certains individus au vomissement, est en raison de la quantité qu'il a ingérée.

D'autre part, il est certain que la poudre agit d'autant plus énergiquement qu'elle est plus fine. C'est ainsi que, le 17 juin, nous avons fait prendre à un terrier vigoureux et de grande taille 9 gr. de cantharides grossièrement pulvérisées. Il a présenté, après cette administration, les phénomènes déjà observés, et sur lesquels il serait superflu de revenir : salivation, vomissements contenant une grande quantité de poudre ; tendance à l'immobilité. Jusqu'au 25, l'animal est très-souffrant. La bave est devenue sanguinolente, la muqueuse buccale est complétement dépouillée de son épithélium.

Le 26, l'animal marchant vers son rétablissement, nous tentons de lui donner une nouvelle dose de 10 gr. de poudre grossièrement pulvérisée. Mais, à cause de sa résistance nous faisons des pertes sensibles qui rendent impossible l'évaluation exacte de la quantité de poudre ingérée. Même succession de phénomènes ; bave sanguinolente ; écoulement séro-purulent des narines ; vomissements contenant de la poudre.

Le 27, l'écoulement nasal a considérablement augmenté. La prostration du chien est considérable. Nous lui faisons de nouveau avaler 10 gr. de poudre, et cette fois sans perte appréciable. Vomissements répétés contenant de la poudre, selle diarrhéique, préliminaires douloureux. Les matières fécales recueillies laissent voir très-facilement des fragments brillants de cantharides. L'écoulement qui se fait par les narines est devenu si abondant, qu'elles en sont oblitérées. Le chien fait de violents efforts pour se débarrasser.

Les jours suivants, l'animal présente les signes d'un abattement profond et d'une vive souffrance. Miction douloureuse, urine albumineuse. A en juger par la gravité de l'état du chien, nous pensions avoir atteint la dose mortelle. Mais après être tombé dans un état de maigreur extraordinaire, n'ayant plus la force de marcher ni même de se tenir, sans appétit, affaibli par des vomissements et par une diarrhée lui causant de cruelles souffrances, l'animal reprit le dessus et marcha lentement vers son rétablissement. L'écoulement nasal persiste, les selles sont toujours diarrhéiques et douloureuses, la maigreur extrême; mais il est à peu près certain que le chien ne succombera pas. Lorsqu'il sera rétabli, nous pourrons voir quelles cicatrices ont laissé les lésions causées par la poudre grossière de cantharides.

Soins à donner à un malade qu'on soupçonne être empoisonné par la poudre de cantharides.

Nous allons exposer immédiatement la méthode qui nous paraît la plus rationnelle dans ce cas; nous verrons ensuite en quoi elle diffère de celles qui ont été proposées. Tout d'abord, nous ferions vomir le malade, lui faisant absorber en même temps de grandes quantités d'eau. Nous prendrions soin de lui faire laver la bouche après chaque vomissement, afin de ne pas laisser de parcelles cantharidiennes en contact avec la muqueuse buccale. Si on le peut, il sera extrêmement avantageux de *laver* l'estomac, en y faisant passer de grandes quantités d'eau, par une des méthodes employées actuellement dans le traitement de la dilatation stomacale. On trouvera la description de ces instruments dans la thèse remarquable du docteur Louradour-Ponteil (1873, Étude sur l'étiologie et la pathogénie des dilatations de l'estomac et sur leur traitement par l'aspiration et le lavage). Le docteur Leven (voir le *Bulletin de la Société de biologie*, 1873) emploie la pompe à double effet de Guérin, dont le maniement est très-facile[1]. Nous savons qu'on n'a pas toujours à sa disposition ces divers appareils ; aussi nous recommandons, comme le plus simple, à défaut d'autre, le siphon ordinaire, qu'on peut facilement établir à l'aide d'une sonde œsophagienne qu'on prolonge avec un tube en caoutchouc.

Une fois qu'on aurait ainsi pourvu au plus pressé, c'est-à-dire qu'on aurait enlevé mécaniquement les particules de cantharides, il faudrait faire prendre au malade des boissons mucilagineuses et des purgatifs, afin de débarrasser la muqueuse intestinale des fragments de cantharides qui ne manqueraient point d'y causer les désordres que nous avons décrits. Nous aurions également recours aux lavements, afin de ne pas laisser le rectum, que nous avons vu souvent être fortement altéré, en contact prolongé avec les matières fécales. Nous avons décrit plus haut les soins à prendre pour la vessie.

Tel est l'ensemble des moyens que nous croyons les plus propres à combattre avantageusement l'empoisonnement par la poudre de cantharides.

---

[1] Depuis nous nous sommes servi avec le plus grand succès de la pompe du Dr Condereau, qui est actuellement le modèle le plus perfectionné et le plus facile à manier.

Nous n'ignorons pas que nous sommes en complète opposition d'idées avec Giacomini, qui prétend que la mort est d'autant plus rapide avec la poudre de cantharides que celle-ci est délayée dans une plus grande quantité d'eau, ainsi qu'avec l'opinion du docteur Dieu, qui soutient que lorsqu'on délaye la poudre dans 400 à 500 grammes d'eau, il n'en faut plus que 2 ou 3 grammes, et que la mort arrive d'autant plus rapidement qu'on fait avaler ensuite à l'animal une plus grande quantité d'eau. Nous avons répété cette dernière expérience et nous sommes arrivé à une conclusion opposée. En supposant même que l'opinion avancée par Giacomini et le docteur Dieu soit conforme à la réalité, nous n'hésiterons pas davantage à laver l'estomac avec de grandes quantités d'eau, que nous n'y laissons point, puisque nous en débarrassons cet organe, soit en provoquant des vomissements, soit à l'aide d'un siphon ou d'une aspiration méthodique.

Le docteur Dieu, qui s'est fait le défenseur des théories de l'Ecole italienne, recommande de titiller la luette, de frictionner la région épigastrique, et ordonne à la rigueur 5 à 10 centigrammes d'émétique. Quand les phénomènes d'absorption se manifestent, il conseille de les combattre avec une boisson alcoolisée, ou par une potion avec de l'eau de cannelle et de l'opium.

Bien que nous ayons de bonnes raisons pour ne pas entrer dans le domaine de la physiologie pure, nous croyons devoir donner ici quelques explications sur les idées de l'Ecole italienne touchant l'empoisonnement par les cantharides. Pour en faire une étude complète, il faudrait rapporter les travaux de Giacomini, ceux du docteur Dieu, et enfin la thèse remarquable de M. Aguzzoli. Pour cette école, l'action irritante (on peut dire vésicante) est toute locale et incapable seule de tuer, malgré son énergie ; elle est d'ailleurs tout à fait opposée à celle qui dépend de l'absorption, se traduisant par des effets physiologiques qui semblent diminuer et anéantir l'action vitale.

Voici le résumé des expériences et des conclusions de ces auteurs :

Répétant les expériences de Giacomini, le docteur Dieu a administré concurremment :

1° 4 grammes eau de laurier-cerise et 2 grammes poudre de cantharides, et il a obtenu une mort rapide, bien que ces deux substances isolément soient incapables de produire ce résultat ;

2° 3 grammes de camphre associés à 2 grammes de poudre font périr les chiens en les plongeant dans un état de prostration remarquable. Cependant il faut 6 grammes de camphre pour tuer un chien.

Donc ces deux agents augmentent l'action délétère des cantharides.

Le docteur Dieu prétend également montrer qu'on peut, en plaçant des chiens sous l'influence de l'alcool, leur faire prendre des doses mortelles de cantharides sans les faire périr. Nous devons dire ici que le docteur Dieu considère la dose de 4 grammes de cantharides comme une dose fatalement mortelle. Il a donné un mélange contenant 30 grammes d'alcool pour 30 grammes d'eau, et il en conclut que l'action des cantharides est évidemment opposée à celle de l'alcool.

Dans sa thèse présentée en 1854 à la Faculté de médecine, M. Aguzzoli, défendant les idées de l'Ecole italienne, conclut ainsi :

1° La cantharidine agit avec d'autant plus d'énergie qu'elle est en état plus complet de dissolution. (C'est très-probablement par erreur que M. Aguzzoli dit avoir dissous 0 gr. 05 de cantharidine dans 1 gramme d'alcool.)

2° Que l'alcool semble augmenter l'action locale et diminuer au contraire l'action générale ;

3° Que l'eau de laurier-cerise exalte cette dernière, et diminue au contraire d'une manière sensible l'irritation mécanique.

4° Enfin, que les animaux meurent, non pas à cause des lésions locales, qui dans quelques cas, sont très-minimes, mais bien sous l'influence d'une cause générale, qui semble diminuer et anéantir l'action vitale.

Il résulte des travaux de Pullini, d'après Aguzzoli, que les cantharides ou leur principe actif n'agissent pas sur l'économie par l'irritation mécanique qu'ils déterminent sur l'estomac, mais bien par leur absorption ; que leur action dynamique est de nature hyposthénique, et par conséquent propre à combattre les maladies inflammatoires ; enfin, que l'eau de laurier-cerise et le camphre augmentent la propriété hyposthénisante de ces coléoptères, tout en diminuant leur action locale.

Le docteur Lanzoni a guéri, avec 6 grammes de laudanum de Rousseau, une personne empoisonnée par une forte dose de cantharides.

D'autre part, Forster a guéri, au moyen de cantharides, des convulsions survenues à la suite d'un empoisonnement par le laudanum.

Le docteur Lavagna a fait connaître l'observation d'une jeune fille qui, voulant attenter à ses jours, avala une quantité considérable de cantharides pulvérisées; mais voyant que la mort tardait à venir, elle prit, pour la hâter, 4 grammes de laudanum, et elle guérit à son grand étonnement. (Aguzzoli, *loc. citat.*)

Voici par quels moyens Poumet conseille de combattre l'empoisonnement par les cantharides : les vomitifs et les anti-phlogistiques. Lait, émulsions, boissons mucilagineuses

en abondance, bains, injections, calmants, antispasmodiques
opium, camphre, huile. Au sujet de ce dernier corps, le
docteur Pallas, dans un travail présenté à la Société de pharmacie et intitulé : *Essai sur la nouvelle classification des
poisons*, s'élève contre l'emploi de l'huile comme con-
tre-poison des cantharides, se basant sur la solubilité
dans l'huile du principe actif de ces insectes (*J. de pharm.*,
1822, p. 541). Selon M. Poumet, l'expérience n'a pas confirmé les craintes de Pallas, au contraire. Les mouches cantharides ne sont pas la cantharidine, et cette substance n'est
soluble dans l'huile qu'à une température qui dépasse celle
du corps humain, et se sépare par le refroidissement.

M. Thierry (*J. de pharm. et de chimie*, juillet 1851,
p. 370) conclut de quelques expériences, incomplètes du
reste, que le charbon peut être considéré comme le contrepoison des cantharides.

Pour terminer, nous ferons connaître les expériences de
M. Brame, de Tours; au point de vue de l'hygiène, elles ont
une certaine importance. Cet expérimentateur a étudié l'action du vinaigre cantharidé sur l'économie, dans le but
d'engager les personnes qui tuent les cantharides avec du
vinaigre, de ne point s'en servir pour les usages de la cui-
sine. Les expériences de cet auteur pèchent, comme il l'a
reconnu lui-même, par ce fait que le vinaigre peut, à un
degré moindre il est vrai, causer des lésions semblables à
celles qu'il a observées.

M. Brame a constaté que le vinaigre cantharidé retardait
la décomposition cadavérique des chiens empoisonnés.
M. Redwood (*Pharmac. transact.*) prétend que l'acide acétique ne dissout que les principes inertes des cantharides.
MM. Donowan et Brame sont arrivés à des conclusions con-
traires.

Empoisonnement par la teinture ; traitement et recherche
du principe toxique.

Bien qu'on ne puisse prévoir et encore moins fixer les
conditions dans lesquelles un empoisonnement est possible,
les observations connues dans la science nous autorisent à
dire qu'aux doses médicamenteuses la teinture de cantharides n'est pas extrêmement redoutable. Il est vrai que, pour
cette préparation comme pour la poudre, l'intensité des
accidents est proportionnée à la quantité de cantharidine
contenue dans les cantharides qui ont servi à la faire.

M. Chalvignac a eu l'occasion d'étudier l'empoisonnement par la teinture de cantharides ; nous donnons ci-après
le résumé de son excellente observation.

Le 13 octobre 1851, sept chasseurs d'Afrique absorbèrent un
mélange d'eau, de miel et de teinture alcoolique de cantharides.
La quantité absorbée par chaque militaire correspondait environ à
80 grammes. Après un espace de temps qui varie entre une heure
ou deux, ils éprouvèrent un sentiment de pesanteur à l'épigastre
et à l'ombilic. Coliques violentes, nausées, vomissements ; douleur
à l'extrémité du gland ; envies fréquents d'uriner. On leur admi-
nistra de l'émétique. Plus tard, lorsqu'ils furent transportés à l'hôpital, leur facies était pâle, abattu ; ardeur et sentiment de serrement
au gosier ; douleur à l'épigastre et à l'ombilic, s'exaspérant par la
pression. Vomissements, soif ardente. Emission pénible de quelques
gouttes d'une urine sanguinolente, déterminant par son passage la
sensation d'un fer rouge. Un seul de ces malades a éprouvé pendant
cinq minutes une érection douloureuse. Le 14, ces symptômes persistèrent avec la même acuité. Les évacuations alvines ont cessé.
Selles faciles, sans douleur ni ténesme, non sanguinolentes. Langue
rouge sur les bords, jaunâtre au centre ; l'inspection de l'arrière-
gorge permet de constater une vive injection. Soif très-vive, mais
boissons difficilement supportées. L'ischurie persiste. Les urines
sont albumineuses. Absence complète d'érection.
On traite ces malades par de l'infusion de lin. Emulsions cam-

phrées et opiacées. Lavements dans lesquels on faisait entrer du camphre et de l'opium. Le 17, les accidents ayant cédé tour à tour, et diminuant d'intensité. Le 23 les malades peuvent quitter l'hôpital complétement guéris.

Un de ces soldats avait cependant été moins heureux. Il était d'une constitution forte et d'un tempérament sanguin, et souffrait depuis trois jours d'une diarrhée légère, sans coliques. Les phénomènes d'intoxication furent plus accusés chez ce malade que chez les autres. La miction était très-douloureuse. Le ventre tendu était très-sensible à la pression. Selles fréquentes, involontaires, fortement sanguinolentes, accompagnées de ténesme et de douleur à l'anus. La matière de ces déjections alvines consiste en un liquide rougeâtre au milieu duquel nagent des caillots de sang, dont quelques-uns ont le volume d'une noisette. Le pouls est faible, petit, à peine perceptible. Facultés intellectuelles intactes.

Douleur des articulations très-vive. Traitement semblable à celui des autres malades, avec une potion contenant de l'éther. Le malade meurt dans le coma, trente-six heures après l'ingestion du poison.

A l'autopsie on a trouvé : Isthme du gosier et pharynx fortement injectés; sur les côtés des replis muqueux glosso-épiglottiques, on remarque un petit nombre de vésicules remplies d'un liquide séropurulent, semblables à celles qu'aurait déterminées l'application momentanée d'un vésicatoire. L'œsophage présente la même injection que le pharynx, mais à un degré moindre.

La face interne de l'estomac est d'un rouge intense prononcé surtout vers le grand cul-de-sac. Replis muqueux très-saillants. Ces altérations se retrouvent tout le long de l'intestin, surtout du gros intestin qui présente une coloration rouge brunâtre. La face interne du côlon et du rectum est parsemée d'une foule d'ulcérations superficielles à bords irréguliers ayant de 2 à 3 millim. de diamètre. On y remarque encore une petite quantité de points blanchâtres de la grosseur d'un grain de millet, véritables pustules remplies d'un pus jaunâtre, reposant sur une base ulcérée, qui paraissent être le point de départ des ulcérations intestinales.

Les reins sont congestionnés. Les uretères sont parsemés dans toute leur longueur de petites taches hémorrhagiques.

La vessie contient de l'urine sanguinolente, et présente quatre ecchymoses de la largeur d'une pièce de 50 centimes. Le pénis offre des altérations. Membrane muqueuse uréthrale très-congestionnée.

Les poumons sont gorgés d'un sang noirâtre et spumeux, surtout à la partie inférieure et postérieure. On constate dans les articulations fémoro-tibiales l'absence de synovie. La membrane séreuse est d'un rouge intense et est tapissée d'une couche mince de matière visqueuse.

Cette observation confirme ce que nous disions tout à l'heure, c'est-à-dire qu'il faut, pour produire des accidents toxiques, une quantité assez considérable de teinture. De plus, les altérations anatomiques qui ont été constatées sont identiques dans leur ensemble à celles que nous avons décrites chez les chiens soumis à nos expériences.

Orfila rapporte, dans son *Traité de toxicologie*, l'observation d'un jeune homme qui, après avoir été sujet dans son enfance à des convulsions connues sous le nom d'*eclampsia puerorum*, tomba, après avoir pris quelques gouttes de teinture de cantharides, dans un délire furieux, avec des convulsions terribles très-rapprochées. La description qu'il donne de ce cas d'intoxication ne nous paraît pas devoir faire considérer la teinture de cantharides comme un médicament convulsivant, eu égard à l'état morbide de l'individu empoisonné, état morbide dont on retrouve la manifestation dans les accidents qu'il a éprouvés.

Le docteur Giulio, de Turin, cite un cas d'empoisonnement par la teinture de cantharides, dans lequel le patient, après avoir pris quelques gouttes de teinture, éprouva également des accidents convulsifs.

Le traitement que nous considérons comme le plus rationnel ne diffère pas essentiellement de celui que nous avons indiqué contre l'empoisonnement par la poudre. Faire vomir abondamment le malade, laver l'estomac avec la plus grande quantité possible d'eau. Donner au patient des purgatifs, ainsi que des lavements. Prendre pour les organes génito-urinaires les soins que nous avons conseillés. Il peut évidemment se produire dans les cas d'empoisonnement une foule de complications qu'il est impossible de prévoir, et auxquelles le médecin fera face suivant les indications. Si, par exemple, en raison de la quantité de teinture absorbée, il se produisait des phénomènes d'ivresse, il faudrait les combattre par les moyens indiqués.

La détermination de la présence de la teinture de cantharides présente une difficulté réelle. Les vomissements, qui doivent se produire presque infailliblement si la quantité ingérée a été un peu forte, aideront à faire reconnaître la teinture de cantharides et par leur aspect et par leur odeur. Ajoutée à une grande quantité d'eau, la teinture de cantharides se trouble et laisse une auréole blanchâtre très-facile à constater.

Il est à peine besoin de répéter qu'on peut appliquer à l'examen des vomissements le procédé chimique dont nous avons déjà parlé et que nous exposerons à propos de la recherche de la cantharidine.

Nous avons tenté avec succès la recherche difficile de la cantharidine dans les organes d'un chien empoisonné par la teinture alcoolique de cantharides.

Observation.

A un chien de taille moyenne, nous administrons le 28 juin, 40 gr. teinture de cantharides, avec 50 gr. d'eau, pour entraîner dans l'estomac toute la teinture. Les premiers phénomènes constatés ont été ceux de l'ivresse, qui se sont développés graduellement, mais n'ont pas été jusqu'à l'insensibilité complète. Nous devons noter cependant quelques accès de toux sèche. Une demi-heure environ après l'injection de la teinture, l'animal a vomi des matières alimentaires, nageant au milieu d'un liquide jaunâtre, donnant par l'odeur un indice certain de la présence de la teinture de cantharides. Ces vomissements se sont répétés 7 ou 8 fois. Bientôt ils ont pris le caractère commun à tous les vomissements cantharidiens, couleur blanche, consistance d'albumine spumeuse. La dilatation pupillaire était prononcée.

29 et 30. L'animal est très-abattu, il peut à peine marcher. Respiration haletante. Miction douloureuse et difficile. Appétit presque nul, tendance à l'immobilité. Urine albumineuse.

Le 1er juillet, le chien étant toujours abattu, nous lui injectons 30 gr. de teinture alcoolique de cantharides, avec une égale quantité d'eau. Les vomissements se produisent plus tôt qu'à la première expérience, c'est-à-dire presque aussitôt après l'administration de la teinture. Les autres phénomènes ont été identiques. La mort survient quelques heures après.

À l'autopsie nous avons constaté les lésions suivantes : L'ouverture de l'abdomen nous laisse voir une péritonite au premier degré, sans épanchement. Les poumons sont très-congestionnés.

Estomac rouge vineux dans toute son étendue, présentant en certains points des taches plus rouges et ulcérées. L'intestin est le siége d'une vive inflammation dans toute son étendue, avec de larges plaques ulcérées, comme dans les empoisonnements par la cantharidine, mais avec moins d'intensité.

Le foie est très-hypérémié.

Les reins sont congestionnés dans leurs deux substances.

La muqueuse vésicale est très-vascularisée et présente quelques points ecchymotiques.

En un mot, les altérations sont en tout semblables à celles qui ont été décrites pour la poudre ou pour la cantharidine, à l'intensité près.

2 juillet. — Nous avons pris le foie, et nous y avons ajouté les matières liquides contenues dans l'estomac et dans l'intestin. Comme la quantité de teinture absorbée était relativement faible, et qu'en outre le chien en avait réjeté par les vomissements une grande quantité, nous avons cru devoir opérer sur ces matières réunies afin d'augmenter nos chances de succès. Le résultat ne nous a pas trompé et nous avons obtenu, après divers traitements appropriés, une matière qui a fait lever sur notre bras une série de pustules parfaitement nettes.

Nous nous proposons de reprendre ces recherches, mais dès maintenant nous sommes à peu près certain de toujours retrouver la cantharidine, chaque fois qu'une préparation cantharidienne aura été absorbée en quantité suffisante pour causer la mort.

Recherche de la cantharidine.

Dans les chapitres qui précèdent, nous avons montré que la preuve la plus convaincante que l'expert pouvait donner d'un empoisonnement par la poudre de cantharides, ou par une préparation cantharidienne, était la présence de la cantharidine elle-même, démontrée par ses propriétés physiologiques, en tenant également compte, bien entendu, des lésions anatomiques. A plus forte raison, dans un empoisonnement par la cantharidine, faudra-t-il rechercher ce principe actif dans les organes par lesquels il s'élimine, dans les vomissements, ainsi que dans l'urine et les matières fécales.

Nous ne connaissons qu'un petit nombre d'observations d'empoisonnement par la cantharidine employée directement. Si la dose absorbée était considérable, et qu'on ne puisse intervenir assez tôt, il est très-probable que ce principe toxique aurait déjà produit des désordres locaux graves, et qu'une certaine partie serait également passée dans la circulation. On ne pourrait dans ce cas que tenter de faire rejeter immédiatement, par des vomitifs, le contenu de l'estomac, et de laver cet organe par les moyens que nous avons indiqués. Puis, au fur et à mesure que les phénomènes d'intoxication se manifesteraient, on y remédierait par les moyens les plus efficaces. Nous ne nous dissimulons pas combien il serait difficile, même avec les antiphlogistiques que nous avons à notre disposition, d'apaiser les horribles douleurs que doit ressentir un malheureux qui a tout le tube digestif ulcéré, dont la vessie elle-même est soumise à l'action vésicante du produit éliminé par l'urine, dont tous les organes sont peut-être le siége de souffrances; mais en supposant même que tout espoir de guérison fût perdu, il resterait encore au médecin, dans la médication en usage, la faculté de soulager le patient.

Grâce à son peu de solubilité, la cantharidine ne passe pas heureusement tout de suite dans la circulation, de sorte qu'en intervenant à temps on pourrait en faire rejeter une grande partie. Mais, quand on songe qu'il faut moins d'un milligramme de cantharidine pour causer une vésication locale énergique, on peut craindre que, même après des lavages répétés et abondants, le tube digestif soit gravement atteint.

Nous croyons cependant que, dans ces conditions, il y aurait beaucoup de chances pour le rétablissement du malade.

Comme nous le démontrerons un peu plus loin, nous nous sommes assuré, par une expérience convaincante, que la cantharidine passait dans le sang en circulation, et que certains organes éliminaient plus spécialement ce principe toxique.

Nous fondant sur ce fait, nous avons cherché la cantharidine et, disons le tout de suite, nous l'avons trouvée,

1° dans les matières des vomissements ;

2° dans le liquide stomacal ;

3° — intestinal, ainsi que dans les excréments ;

4° dans l'urine ;

5° dans le foie ;

6° dans les reins.

Est-il besoin de dire qu'en analysant les tissus mêmes de l'estomac et du tube digestif, on retrouve également la cantharidine ?

Nous ferons observer que nous avons souvent attendu dix ou quinze jours avant de faire nos recherches, et qu'en particulier, pour ce qui regarde les vomissements, nous avons pu retrouver la cantharidine au bout de deux mois. Si nous avions pu attendre plus longtemps, il est certain, ainsi que l'a démontré Dragendorff, que la cantharidine n'aurait pas été détruite.

Nous avons appliqué à cette recherche le procédé donné par le savant chimiste de Dorpat. Ce procédé, qu'il ne nous appartient pas de critiquer, nous a donné d'excellents résultats. On peut, vu le prix élevé du chloroforme, le remplacer par l'éther acétique.

Il est regrettable qu'on ne possède pas pour la cantharidine un réactif propre à cette substance ; mais c'est là, nous n'en doutons pas, un *desideratum* qui ne saurait tarder à être rempli. En attendant, nous possédons dans l'action physiologique et dans la méthode de recherche donnée par Dragendorff, un moyen suffisamment sûr pour la recherche de ce principe actif. C'est sur nous-même que nous avons fait nos expériences, appliquant tantôt sur le bras, tantôt sur la poitrine, l'extrait chloroformique délayé dans un peu d'huile, après en avoir imprégné un peu de charpie ou de coton, que nous maintenions immobile à l'aide d'un peu de sparadrap. L'action de la cantharidine n'est pas douloureuse ; elle devient seulement pénible quand, à notre exemple, on est forcé d'en appliquer à des intervalles rapprochés.

Voici la description très-détaillée du procédé de Dragendorff :

En 1863 (*Dublin, Medical Press*), M. C. R. C. Tichborne, esq., donna les indications suivantes sur la recherche de la cantharidine. Il s'exprime à peu près en ces termes : « J'ai été récemment appelé pour examiner un brandy, qu'on soupçonnait avoir été additionné d'un médicament dans le but d'en faire un aphrodisiaque. Les symptômes de l'empoisonnement indiquaient la présence des cantharides. Le liquide suspect était le reste d'un verre de brandy-punch édulcoré avec du sucre. Il avait laissé un dépôt brillant contenant quelques débris de cantharides. Or, quand les cantharides ont été employées en nature, il est presque impossible que quelques parties des élytres puissent échapper à l'examen, surtout en s'aidant du microscope.

Désireux de pousser plus avant l'étude de ce sujet, j'ai institué quelques expériences qui me prouvent d'une façon très-satisfaisante, qu'il est facile avec une petite quantité de cantharide en solution, d'en déceler la présence même lorsqu'elle est mélangée à une grande quantité de matière extractive étrangère.

Le seul procédé donné par Taylor, pour la recherche des cantharides, consiste à évaporer jusqu'à concentration et à faire un extrait éthéré, puis à essayer les propriétés vésicantes de cet extrait. Taylor avoue lui-même que ce mode de recherche n'est pas susceptible d'une grande précision, à moins d'agir sur une grande quantité de matière. Ce procédé a de plus l'inconvénient de faire perdre la cantharidine, quand elle est en petite quantité, par l'action de la chaleur.

De plus, les caractères chimiques de la cantharidine sont si vagues qu'ils ne sont pas susceptibles d'application. C'est pourquoi on a recours aux propriétés vésicantes, comme donnant la meilleure indication de sa présence.

Voici le *modus operandi* que je propose; il s'applique à la recherche de très-faibles quantités de poison, et donne un très-grand degré de certitude, pourvu qu'on en suive exactement tous les détails.

Le chloroforme est le meilleur dissolvant de la cantharidine que nous ayons, et je recommande son emploi pour l'extraction de la cantharidine. On usait dans les expériences d'une teinture représentant trois grains de cantharides. On y ajoutait trois pintes de vin ce qui représentait le liquide suspect, et on l'additionnait d'une once de chloroforme. Pendant un jour on agitait ce mélange à plusieurs reprises, puis on abandonnait le mélange jusqu'au jour suivant. On séparait alors soigneusement le chloroforme avec un entonnoir et on filtrait. La solution chloroformique était alors abandonnée à l'évaporation spontanée jusqu'à concentration dans un verre de montre. Une petite boule de charpie préalablement démêlée et grosse environ comme la moitié d'un pois, était imbibée avec une goutte d'huile d'olives. Enfin, avec cette petite boule de charpie, on recueillait la totalité du léger résidu laissé par la matière extractive dans le verre de montre. Alors la charpie était maintenue sur le bras avec une baudruche. On l'enlève après 3 ou 4 heures; une rubéfaction considérable occupe alors sa place; après l'avoir lavée avec du chloroforme, il se forme une large vésicule. Une petite quantité, par exemple un grain de cantharides, était décélée par ce procédé. »

L'auteur dit que la plus faible quantité de teinture reconnue suffisante pour causer la mort est une once, qui correspond à 6 gros de cantharides pulvérisées.

Ce procédé est rapide et d'une exécution facile, au moins pour le cas particulier dans lequel l'auteur s'est placé; mais, outre que le chloroforme, n'enlève pas la totalité de la cantharidine, il serait inapplicable dans la recherche du poison dans les organes ou les liquides de l'organisme.

M. Dragendorff, autant par ses travaux personnels sur la cantharidine que par ceux qu'il a faits avec ses élèves Masing, Blum et Radecki, a acquis en cette matière une juste notoriété. Sa compétence doit être mise hors de doute dans les recherches dont nous nous occupons. Aussi nous avons puisé de très précieux renseignements, dans la traduction du traité de toxicologie de cet habile chimiste.

M. Dragendorff a pu retrouver de la cantharidine au bout de trois mois, dans le cadavre d'un chat conservé dans un endroit chauffé. Il est même persuadé qu'on pourrait la retrouver au bout de six mois.

Th. et A. Husemann dessèchent les matières organiques, les triturent et les épuisent par l'alcool éthéré. Ce liquide concentré à un petit volume est évaporé à siccité avec la magnésie; l'éther extrait la cantharidine de ce résidu.

Examinant le cas particulier où la cantharidine est renfermée dans des corps gras, Dragendorff dit : lorsqu'on traite le produit de la saponification par de l'acide sulfurique, les acides gras se séparent et le liquide renferme en solution de la cantharidine: mieux vaudrait peut-être décomposer la solution alcoolique de savon par de l'eau acidulée; les acides gras se séparent également, mais n'entraîneraient que peu ou point de cantharidine.

M. Dragendorff propose plusieurs procédés basés sur le même principe :

1° Les matières suspectes sont, après trituration, converties en une bouillie homogène par l'addition d'eau; on évapore à siccité après y avoir ajouté de la magnésie. On épuise ce résidu successivement par de l'éther, par du chloroforme et par de la benzine; on n'enlève ainsi que des corps étrangers (mais on peut, pour plus de sûreté, réunir ces liquides et examiner si le produit de leur évaporation est vésicant). La partie insoluble est traitée par une solution bouillante d'acide sulfurique dilué au 10e, et l'on filtre après trois minutes d'ébullition. Le liquide est abandonné à lui-même, jusqu'à ce que la graisse se soit figée; on la sépare et on l'agite longtemps, avec le 1/3 ou le 1/4 de son volume de chloroforme. Les diverses solutions chloroformiques sont réunies, lavées avec un peu d'eau distillée (qui enlève l'acide sulfurique) et abandonnées à l'évaporation spontanée. La partie insoluble dans l'acide sulfurique peut encore renfermer une certaine quantité de cantharidine; on la dessèche et on l'épuise par du chloroforme que l'on réunit aux autres liquides chloroformiques.

Le résidu de leur évaporation examiné au microscope présente rarement des cristaux, puisqu'il renferme encore trop de corps gras; ce n'est que lorsqu'il y a beaucoup de cantharidine, qu'on aperçoit des parcelles cristallines. Ce résidu, quoique un peu impur, produit encore un effet vésicant. Car il n'en faut que $0^{gr},0014$ chez l'homme. L'auteur conseille, quand on veut faire l'essai avec de la cantharidine cristallisée, de la mettre en suspension avec quelques gouttes d'huile d'amandes douces.

On peut abréger beaucoup ce procédé, quand on ne veut pas recueillir la totalité du toxique. On se contente alors d'évaporer rapidement les matières quand elles sont trop fluides, et on épuise le résidu de cette évaporation par de l'alcool acidulé avec de l'acide sulfurique. L'opération se fait à la température de l'ébullition dans une fiole munie d'un tube assez long et disposé d'une manière convenable pour que les vapeurs d'alcool puissent se condenser et refluer; après quelques heures on filtre le liquide bouillant, et on le soumet à la distillation après lui avoir ajouté 1/5 de son volume d'eau distillée. Lorsque l'alcool a distillé, on agite le liquide refroidi à diverses reprises par le chloroforme, et on termine l'opération comme précédemment. Ce procédé d'extraction peut même être simplifié lorsqu'il s'agit de l'urine, le liquide est évaporé au 1/4 ou à moitié, acidulé par de l'acide sulfurique et agité avec du chloroforme. Les résultats sont satisfaisants lorsque l'urine ne renferme ni trop d'albumine, ni trop d'ammoniaque.

Le procédé précédent ne convient nullement, dit M. Dragendorff, à la recherche de la cantharidine dans le sang, le cerveau, le poumon, le foie, les muscles ou en général dans tous les tissus albuminoïdes. La cantharidine a en effet une telle affinité pour les matières albuminoïdes qu'il faut les détruire avant de chercher à l'isoler. Il m'a fallu, dit M. Dragendorff, beaucoup de temps pour retirer ce toxique du sang, ce qui m'étonnait d'autant plus que quelques observateurs comme Pettenkofer et Bühl avaient réussi à isoler une substance vésicante en traitant directement le sang par de l'éther; ce résidu avait produit une vésicule sur la conjonctive d'un lapin. On peut se demander si l'apparition de cette vésicule était bien due à la cantharidine.

2me procédé. « Les matières à examiner, finement divisées au préalable, sont placées dans une capsule en porcelaine, avec une solution potassique au 15me (au 17me quand il s'agit du sang) et portées à l'ébullition, jusqu'à ce qu'on obtienne une masse fluide et homogène. On laisse refroidir le liquide et on l'agite avec du chloroforme qui enlève des matières étrangères; on lui ajoute 4 ou 5 fois son volume d'alcool et on sursature par de l'acide sulfurique.

Le liquide porté à l'ébullition est filtré d'abord à chaud, puis de nouveau après refroidissement; on sépare l'alcool par la distillation et l'on soumet à deux ou trois reprises l'extrait aqueux à l'action du chloroforme (on doit surtout ne pas négliger de mettre le chloroforme en contact avec les masses poisseuses qui adhèrent aux parois de la cornue).

Les extraits chloroformiques, lavés avec un peu d'eau distillée, sont évaporés et dissous dans un peu d'huile d'amandes douces, et examinés au point de vue de leur action physiologique.

M. Dragendorff a pu retirer de cette manière la cantharidine d'un mélange organique qui contenait un décigramme de poudre de cantharides.

On a donc également proposé de soumettre à la dialyse la masse obtenue après l'action de la potasse, et d'épurer par le chloroforme le liquide extérieur après l'avoir acidulé par l'acide sulfurique. M. Dragendorff rejette ce procédé.

Il recommande comme précaution indispensable de purifier le chloroforme par des lavages à l'eau distillée, pour enlever tout l'acide sulfurique. Il est rare d'obtenir la cantharidine à l'état cristallisé, mais le produit isolé produira toujours la vésication. On procède pour l'obtenir de la manière suivante : on imbibe un morceau de charpie anglaise avec la solution huileuse du résidu, et on l'applique sur la poitrine à l'aide d'une bande de diachylon.

Quand le produit isolé pèse de 1 à 3 décigrammes, on peut le purifier par 10 centim. cubes d'alcool marquant 90°, qui dissout beaucoup de matières étrangères et des traces de cantharidine (son résidu agit comme vésicant): la plus grande partie de la cantharidine reste et se reconnaît à son aspect cristallin et à son peu de solubilité dans l'eau, l'alcool et le sulfure de carbone, et à la grande solubilité dans le chloroforme et les solutions étendues et chaudes de potasse et de soude.

M. Dragendorff indique certains caractères à l'aide desquels on peut distinguer la cantharidine des autres substances vésicantes. Il se place pour examiner cette question à un point de vue pour ainsi dire personnel, et suppose que toutes ces substances ont été isolées par le procédé d'extraction basé sur l'emploi de la potasse bouillante.

L'essence de moutarde serait décomposée ou volatilisée dans ce cas.

Les principes vésicants de l'euphorbe et du garou ne résistent pas non plus à l'action de la potasse.

L'anémonol et l'anémonine sont dissous par la potasse; le produit reprécipité par un acide a perdu ses propriétés vésicantes.

C'est à l'anémonol qu'il faut attribuer l'empoisonnement provoqué par le Ranunculus acris [1].

Le cardol est le principe vésicant des noix d'ajacou (anacardia orientalia et occidentalia, semecarpus anacardium) ; la potasse étendue, lorsque son action n'est pas trop prolongée, ne le décompose pas, car on peut toujours retirer à l'aide de l'alcool, de l'acide sulfurique et du chloroforme une substance qui détermine au moins une vive rougeur. Le cardol, du reste, se différencie de la cantharidine par son aspect; c'est une huile jaune incolore, insoluble dans l'eau et soluble dans l'alcool et l'éther. La potasse le transforme en une masse jaune visqueuse, qui se colore en rouge au contact de l'air. La solution alcoolique de potasse est d'abord incolore; elle est précipitée en blanc par l'acétate de plomb, mais le précipité ne tarde pas à rougir au contact de l'air [2].

---

[1] *Journal de Chimie médicale*, 1868, p. 530.

[2] Avant de terminer ce qui est relatif à la cantharidine, nous ferons une dernière observation : Chaque fois que, pour les besoins de notre travail, nous examinions de très-près une certaine quantité de cantharidine, nous ne tardions pas à nous apercevoir d'une saveur indéfinissable, mais cependant caractéristique, analogue peut-être à cette saveur de cèdre dont les observateurs anciens ont fait mention comme d'un des phénomènes typiques de l'empoisonnement par les cantharides. Cette sensation persistait longtemps. Si nous ajoutons à cela un sentiment de déchirement analogue à celui qu'on éprouve après avoir respiré un gaz irritant, l'acide hypoazotique, on aura les deux seuls phénomènes physiologiques dont nous ayons actuellement à parler.

CHAPITRE QUATRIÈME.

ACTION APHRODISIAQUE DE LA POUDRE DE CANTHARIDES, DES PRÉPARATIONS CANTHARIDIENNES ET DE LA CANTHA-RIDINE.

L'étude de l'action aphrodisiaque vraie ou supposée des préparations cantharidiennes a une réelle importance. En effet, non-seulement l'excitation génésique serait un signe physiologique de l'empoisonnement, mais encore les accidents plus ou moins graves arrivés à la suite de l'emploi des cantharides, ont eu très-fréquemment pour origine la recherche de l'effet aphrodisiaque, dans un but facile à concevoir.

L'action toute spéciale des cantharides sur l'appareil génito-urinaire, est, comme nous l'avons montré précédemment, connue depuis la plus haute antiquité. Sans remonter aussi loin, nous trouvons dans Cabrol l'observation suivante :

En 1572 nous fusmes visiter un pauvre homme d'Orgon, en Provence, atteint du plus horrible et espouvantable satyriasis qu'on sauroit voir ou penser. Le faict est tel : il avait les quartes ; pour en guérir, prend conseil d'une vieille sorcière, laquelle lui fict une potion d'une once de semences d'orties, de deux drachmes de cantharides, d'une drachme et demie de ciboules et autres, ce qui le rendit si furieux à l'acte vénérien que sa femme nous jura son dieu qu'il l'avoit chevauchée dans deux nuits quatre-vingt et sept fois, sans y comprendre plus de dix qu'il s'étoit corrompu, et mesme dans le temps que nous consultasmes le pauvre homme spermatisa trois fois à notre présence, embrassant le pied du lit, et agitant contre iceluy, comme si c'eust été sa femme. Ce spectacle nous estonna, et nous hasta à lui faire pour abattre cette furieuse chaleur ; mais quel remède qu'on lui s'ceut faire, si passa-t-il pas. »

Voici une autre observation : M. Chauvel, médecin d'Orange,

appelé en 1570 à Caderousse, petite ville proche sa résidence, pour voir un homme atteint de la même maladie, remarqua ce qui suit : « A l'entrée de la maison trouva la femme du dict malade, laquelle se plaignit à lui de la furieuse lubricité de son mary qui l'avoit chevauchée quarante fois pour une nuict, et avoit toutes les parties gastées, étant contrainte de luy monstrer afin qu'il lui ordonnast des remèdes pour abattre l'inflammation et l'extresme douleur qui la tourmentoit. Le mal du mary étoit venu de breuvage semblable à l'autre qui luy fust donné par une femme qui gardoit l'hospital pour guérir la fièvre tierce, qu'il fallut l'attacher, comme s'il fust été possédé du diable. Le vicaire du lieu fust présent pour l'exhorter, à la présence mesme du dict sieur Chauvel, lesquels il prioit le laisser mourir avec le plaisir. Les femmes le plièrent dans un linceul mouillé en eau et vinaigre, où il fust laissé jusqu'au lendemain qu'elles aloyent le visiter ; mais sa furieuse chaleur fust bien abattue et esteinte, car elles le trouvèrent roide mort la bouche riante, monstrant les dents, et son membre gangrené. »

D'après Améric Vespuce, les Américaines excitaient leurs maris au moyen d'un insecte (*Hist. relat.*, Strasbourg, 1505). Suivant Paw (*Recherches sur les Américaines*, Londres 1771), quelques médecins ont voulu voir dans ces manœuvres l'origine du mal vénérien.

Salmuth dit qu'un vieillard, marié à une jeune fille, fut trouvé mort au bout de trois jours de mariage, et le membre roide, pour avoir trop usé du déduit, échauffé qu'il était par l'usage de la poudre de cantharides.

On nous pardonnera de citer, comme preuve de la croyance générale au pouvoir tout spécial des cantharides, le LXVIIIe conte de la reine de Navarre, intitulé : « Une femme fait manger de la poudre de cantharides à son mari pour s'en faire aimer et pensa le faire crever » (p. 114, vol. VIII, Lond., 1784). Le héros de l'aventure est un apothicaire de Pau en Béarn.

Valmon de Bomare dit : « Nous avons connu deux jeunes gens qui vivaient avec des courtisanes ; celles-ci les ayant presque épuisés par la fréquence de l'acte vénérien, et voulant rappeler chez eux les feux éteints de l'amour, elles leur firent avaler à leur insu de la poudre de cantharides dans des truffes. Les deux athlètes se trouvèrent attaqués d'un priapisme continuel, les urines devinrent ensanglantées, ils en moururent. »

Dans nos expériences personnelles faites avec la poudre sur des animaux, nous n'avons pas observé d'excitation génésique. Bien avant nous, M. Bretonneau n'avait également rien vu de bien concluant à cet égard. Cependant, d'après MM. Dupuis et Bardin, la poudre de cantharides accroîtrait les facultés génésiques des chevaux (étalon ou jument). Nous tenons de source certaine, qu'aux environs de Lyon, on fait prendre trois cantharides entières aux vaches qu'on doit faire couvrir. Nous ignorons si le but qu'on se propose est atteint.

Dans son livre intitulé *l'Insecte*, Michelet nous dépeint l'action de la cantharide sur le chat. Cette action n'a rien d'aphrodisiaque. Voici, du reste, le passage du livre auquel nous faisons allusion : « Qui n'a vu dans une campagne poudreuse, devant la moisson altérée, la cantharide, en émail vert, croiser âprement le sentier d'un pas saccadé et farouche ? Brûlant élixir de vie, où l'amour se change en poison. Ce n'est guère impunément qu'on l'emploie en médecine. Cette pharmacie du moyen âge, dangereuse à l'homme, n'est pas innocente, ce semble, pour les animaux eux-mêmes.

Une chatte très-intelligente, mais d'une ardeur excentrique, que j'ai eue longtemps, entre autres caprices violents, faisait la chasse aux cantharides. L'âcreté du bel insecte semblait l'attirer comme la flamme le papillon. C'était un enivrement. Mais, quand à travers les fleurs elle avait saisi, broyé sa dangereuse victime, celle-ci semblait se venger. L'inflammable nature féline, piquée de cet aiguillon, éclatait en cris, en fureurs, en bonds étranges. Elle expiait cette orgie de feu par d'atroces douleurs. »

On a dit, d'autre part, que certains animaux sont réfractaires à l'action des cantharides. Ainsi le hérisson, d'après Pallas, les poules, les dindes, les grenouilles, d'après Dragendorff.

Nous avons été assez heureux pour nous procurer un hérisson, ce qui n'est pas aussi facile qu'on serait tenté de le croire tout d'abord, et nous lui avons fait manger des cantharides sèches et entières. Du 12 juin au 7 juillet, cet animal a absorbé 54 gr. de cantharides.

Il ne faudrait pas croire, cependant, comme certains auteurs, que le hérisson soit réfractaire à l'action de la cantharide. C'est ainsi que l'animal sur lequel a porté notre expérience avait, quelques jours après le début, des accès de toux très-violents et très-prolongés, accès qui se répètent depuis tous les jours, bien que l'animal se soit refusé à manger des cantharides depuis le 7 juillet. On comprendra très-bien qu'il soit difficile d'observer d'une façon très-complète un animal d'un abord aussi difficile que le hérisson, dont les habitudes sont essentiellement nocturnes.

Nous nous proposons de reprendre cette expérience dans quelque temps, et de la faire suivre d'injections sous-cutanées de cantharidine, afin de voir jusqu'où ira la résistance de cet animal. On peut s'expliquer assez facilement en vertu de quelle particularité le hérisson résiste assez bien à l'action de la cantharide. Il suffit pour cela d'examiner les excréments de cet animal; on y voit des morceaux d'élytres de cantharides de 2 à 3 millim. de long sur 1 millim. de large. Or nous avons démontré, par nos expériences, que plus la poudre de cantharides était fine, plus elle était active; il ne nous semble donc pas étonnant, en présence d'aussi gros morceaux de cantharides, que le hérisson puisse en absorber une quantité assez notable pour n'en être pas trop incommodé. Il est certain que si on lui faisait absorber de la poudre de cantharides très-fine, il n'en serait plus de même. C'est un point dont nous nous proposons de demander la confirmation à l'expérience [1].

Nous avons voulu répéter cette expérience sur une poule, mais cet animal ne s'est pas bien prêté à l'expérience et n'a mangé des cantharides que d'une façon irrégulière et seulement pendant quelques jours. Nous avons pris le parti de lui pratiquer des injections sous-cutanées de cantharidine (cantharidate de soude). Nous avons débuté par la dose de 0 gr. 01 centigr., et sauf de la diarrhée, nous n'avons pas observé de phénomène bien appréciable. Le lendemain et les jours suivants, la poule mangeait comme à l'état normal. Six jours après, nous pratiquons une nouvelle injection de 0 gr. 01 centigr. de cantharidine. De nouveau, nous observons une diarrhée très-fluide et très-abondante, puis il ne se produit plus rien d'anormal. Six jours après, nouvelle injection de 0 gr. 02 centigr. de cantharidine. Rien de particulier à noter. Deux jours après, nouvelle injection de 0 gr. 03 centigr. de cantharidine. Diarrhée très-abondante. Le lendemain et les jours suivants, la poule perd de son embonpoint, elle a de la fièvre, puis elle se rétablit au bout de quelques jours. Je lui fais une nouvelle injection de 0 gr. 03 centigr., et j'observe les mêmes phénomènes suivis d'un rétablissement aussi rapide. Cette poule est encore actuellement en observation.

J'ai voulu voir si la poule résisterait aussi bien à l'action de la cantharidine prise par l'estomac, et je fis avaler à une poule vigoureuse 0 gr. 05 centigr. de cantharidine fine-

[1] Cet animal vient de succomber (8 août) ; à l'autopsie, nous avons trouvé de la congestion pulmonaire. L'estomac présentait encore des hémorrhagies sous-muqueuses. En quelques points, la muqueuse est détruite. Reins et foie congestionnés. Vessie saine. Cette femelle portait une tumeur de l'utérus, dont la détermination histologique sera faite ; elle a probablement succombé à cette affection.

ment pulvérisée et mélangée à un peu de pain trempé. Comme dans les expériences précédentes, j'ai observé de la diarrhée, et puis, sauf une tendance à l'immobilité, je n'ai plus rien noté d'anormal. Les jours suivants, il ne m'a pas été possible de noter rien de particulier. Quatre jours après, je fais prendre à cette poule, par le même procédé, 0 gr. 10 cent. de cantharidine. Je n'ai pas observé de phénomènes pathologiques. Quelques jours après, nous avons donné à cette même poule 0 gr. 20 centigr. de cantharidine, dose qu'elle a supportée avec la même facilité que précédemment, c'est-à-dire avec de la diarrhée très-liquide et un peu de salivation. Nous avons tué cette poule, et nous n'avons pas trouvé de lésions. Elle était particulièrement grasse. Nous l'avons fait manger par une chienne, qui a eu des vomissements très-abondants qui l'ont ainsi débarrassée de la presque totalité de la viande ingérée. Cette chienne a été mal portante pendant plusieurs jours. Il nous reste à élucider maintenant en vertu de quel mécanisme la poule peut supporter de si hautes doses de cantharidine. De nouvelles expériences sont nécessaires.

L'étude de l'action aphrodisiaque des préparations cantharidiennes est chose très-délicate ; parmi les auteurs qui se sont occupés de cette question, les uns acceptent sans conteste la réalité de cette action ; les autres, au contraire, la nient d'une façon absolue. Nous pensons que la vérité est entre ces deux opinions extrêmes. On ne peut pas nier d'une façon absolue l'action aphrodisiaque des préparations cantharidiennes, puisque ce fait physiologique, ou plutôt pathologique, a été constaté chez l'homme et chez les animaux par des observateurs dignes de foi ; mais ce qui a jeté, à notre avis, la confusion sur ce point, c'est la rareté de la production de ce phénomène si spécial, eu égard au grand nombre de tentatives faites pour l'obtenir. Des médecins ont

refusé toute action aphrodisiaque à la cantharidine, faisant
résider cette propriété dans d'autres principes de la cantharide ; mais rien n'est venu appuyer cette manière de voir.
Nous avons voulu faire quelques recherches sur ce sujet, et
nous nous sommes adressé aux ouvriers qui pulvérisent les
cantharides. Certaines maisons importantes de Paris prati-
quent cette opération sur une grande échelle, et il n'est pas
rare de voir un ou deux ouvriers pulvériser 400 ou 500
kilogr. de cantharides. Après la pulvérisation, il y a le tami-
sage, puis le mélange de la poudre, afin d'obtenir un produit d'une couleur homogène. On comprend qu'au milieu
de ces opérations multiples, les ouvriers absorbent de la
poudre de cantharides et éprouvent des accidents dont la
gravité varie avec la quantité de poudre introduite dans
l'économie. Ces accidents tendent à devenir de plus en plus
rares à mesure que les procédés de fabrication deviennent
plus perfectionnés, et qu'on se préoccupe davantage de
mettre l'ouvrier à l'abri de l'action toxique des substances
qu'il pulvérise. Voici, en peu de mots, les renseignements
que nous avons recueillis chez MM. Helain, Devernois et
Sainte-Marie, qui fabriquent une grande quantité de poudres médicamenteuses. Nous avons reçu un excellent ac-
cueil de ces honorables industriels, qui se sont mis à notre
disposition avec une obligeance dont nous les remercions
sincèrement. Trop souvent les ouvriers ne tiennent pas
compte des précautions qui leur sont indiquées pour se
mettre à l'abri des inconvénients attachés à la pulvérisation
de certaines substances. Il y a un point dont il faut tenir
grand compte, c'est la susceptibilité individuelle de l'ouvrier ; tandis qu'un ouvrier pourra impunément pulvériser
cent kilogrammes de cantharides, un autre sera pris assez
rapidement d'accidents vésicaux. L'un pulvérisera de grandes
quantités d'ipécacuanha sans éprouver aucun symptôme,

tandis qu'un autre sera forcé de déserter l'atelier tout le temps que durera cette opération. Ce fait se reproduit dans toutes les usines. C'est surtout l'été que la pulvérisation de la cantharide constitue une opération délicate. En effet, la transpiration s'établit facilement, la poudre vient adhérer à la peau humide, principalement sur les bras et sur le cou, et ne tarde pas à y produire son action vésicante, si l'ouvrier néglige de s'essuyer avec des linges parfaitement secs, qu'on met à sa disposition. A la fin de la journée, les ouvriers soigneux se lavent avec soin, et ne courent ainsi aucun risque de vésication. Il n'en est pas de même pour ceux qui négligent ces précautions, et l'on voit souvent ces ouvriers revenir à l'atelier avec des vésicatoires sur le cou, sur les bras, sur les ailes du nez, au coin des yeux, et même sur le scrotum, car la poudre s'introduit facilement dans ces régions par l'ouverture du pantalon. Quelquefois il y a gonflement du scrotum sans vésication. Ces accidents externes sont, nous le répétons, plus fréquents l'été que l'hiver. Pour ce qui regarde les yeux, il se produit sur la cornée des désordres assez graves ; c'est une véritable vésication, s'accompagnant presque toujours du gonflement des paupières. La muqueuse nasale et la muqueuse buccale prennent un aspect blanchâtre : les lèvres sont tuméfiées, il y a même desquammation. Pour empêcher les ouvriers d'absorber de la poudre de cantharides par les voies respiratoires, on leur recommande de tenir une éponge mouillée sur la bouche et les narines ; mais cette pratique n'est pas généralement adoptée, et l'on s'efforce surtout d'avoir des appareils parfaitement clos. Quoi qu'il en soit, un grand nombre d'ouvriers éprouvent, à des degrés divers et suivant leur sensibilité personnelle, de la dysurie, qui chez quelques-uns d'entre eux peut devenir très-douloureuse. Quant à l'action aphrodisiaque, elle est si rare qu'elle n'a été observée qu'une seule fois à ma connaissance, et que des ouvriers ont pu rester trente-cinq ou quarante ans dans une maison sans avoir fait de remarques à ce sujet. Il est vrai qu'il faudrait vivre tout à fait dans l'intimité des ouvriers, qui s'observent mal généralement, et dont un grand nombre, surtout dans cette industrie, boivent beaucoup, pour avoir sur ce point délicat des renseignements précis. Ils plaisantent entre eux sur l'action aphrodisiaque de la cantharide ; mais quand on les interroge, il est à peu près impossible d'obtenir une réponse positive. Peut-être que les femmes de ces ouvriers donneraient sur ce sujet des éclaircissements précieux ; mais on conçoit que pour faire une enquête aussi délicate il faudrait une occasion favorable, que nous rencontrerons peut-être un jour. J'ai recueilli, sur la pulvérisation de certaines substances, des renseignements intéressants que je me propose de publier plus tard après les avoir complétés.

Dans une étude critique publiée par M. Alfonso Corradi sur les aphrodisiaques, mémoire qui, pour contenir quelques erreurs, n'en est pas moins fort remarquable au point de vue de l'érudition et du nombre de faits passés en revue par l'auteur, l'action aphrodisiaque de la cantharide est étudiée sous toutes ses faces. M. Corradi a eu l'heureuse idée de faire des tableaux dans lesquels il a réuni des observations d'empoisonnement par les préparations cantharidiennes, avec les symptômes observés, insistant plus particulièrement sur ceux qui se sont manifestés du côté des voies urinaires. Nous avons résumé les plus importantes de ces observations, dont le plus grand nombre n'avaient jamais été traduites en français [1].

---

[1] Les dames romaines employaient si souvent les cantharides pour se faire avorter, qu'on a été obligé de faire la loi Cornélia pour mettre fin à cette pratique.

1. Homme robuste, âgé de 40 ans, ayant employé pour une bronchite la liqueur vésicante de Burts en frictions sur le haut de la poitrine et sur chaque côté du sternum. La quantité de liquide employé était suffisante pour couvrir 5 pouces carrés. Le pouce anglais correspond à 2 cent. et demi. Au bout de 3 heures, on applique un cataplasme chaud ; une heure après, ténesme, prostration très-accusée, strangurie très-douloureuse. Comme traitement, on emploie des lavements chauds et la chlorodine à l'intérieur. Les symptômes les plus graves s'apaisent en quelques heures ; sensation d'ulcération dans le rectum ; douleur très-vive avant et après la défécation. Ces symptômes persistèrent pendant plusieurs semaines. (Campbell, Jonh.)

2. Vétérinaire, âgé de 45 ans, de forte constitution, aimant la bonne chère et le reste, prend par la bouche quelques fragments de cantharides tous les cinq ou six mois pour en obtenir un effet aphrodisiaque. Pas de graves inconvénients d'abord ; cependant, tendance à la nausée. Douleurs stomacales et intestinales ; souvent diarrhée et tiraillements ou crampes abdominales. Flux diarrhéique et sanguinolent. Ascite. Dysurie, urine sanguinolente. Spasme uréthro-vésical avec strangurie. Traitement : émollients, antiphlogistiques, etc. Les désordres des voies urinaires ont été neutralisés, mais l'ascite a poursuivi son cours. Mort après trois mois de maladie. (Labus Pietro.)

3. Observation française de Pierre Pallé.

4. Homme âgé de 48 ans, ayant pris souvent de la poudre de cantharides par la bouche comme aphrodisiaque. Douleurs lancinantes dans l'hypogastre ; diarrhée, vomissements, sanglots ; pouls petit et serré, extrémités froides. Dysurie, strangurie, picotements dans les organes génitaux. Mort rapide. (Schumacher).

5. Femme hystérique ayant pris quinze gouttes de collodion cantharidé, par erreur, dans un accès d'hystérie, au lieu de teinture éthérée de valériane. Une heure après, forte douleur à l'épigastre ; larges fragments de muqueuse se détachant des lèvres et de la bouche ; la gastralgie augmente, ainsi que l'inflammation de la bouche et du gosier ; abondants vomissements de bile ; douleurs térébrantes des lombes. Au bout de 3 heures, l'agitation devient extrême ; cris ; la patiente est courbée en deux et tient les mains sur le ventre ; de temps en temps, elle entre dans un état voisin de la catalepsie. On administre de l'opium qui produit un sommeil calme accompagné de sueurs profuses. Comme effets spéciaux sur les organes génitaux urinaires, spasme vésical intense ; à tout moment efforts douloureux pour expulser avec peine quelques

gouttes d'urine; aucune fureur érotique. Dans la suite l'urine devient albumineuse, mais non sanguinolente ; comme traitement on a employé de l'opium, du camphre, des sangsues aux lombes. Le jour suivant, la sensation de brûlure dans la bouche a disparu ; il y a de la dysphagie ; la parole est difficile ; au bout de 4 jours il n'y a plus d'albumine dans l'urine ; en moins de deux semaines, guérison complète. (Schwerin. Ern.)

6. Fille de 13 ans et demi, ayant pris une cantharide dans un peu de tarte ; une demi-heure après, vertige, douleurs dans les épaules, sentiment d'ardeur dans le gosier et dans l'œsophage. Vomissements de sang qui se répètent les deux jours qui suivent. Sensation d'odeur désagréable. Sept jours après, accès très-violent d'épilepsie, suivi d'un autre au bout de 8 heures avec forme hystérique ; autres accès les jours suivants, devenant de plus en plus rares. Rétention d'urine, strangurie, congestion rénale. En traitement, sels alcalins, laxatifs doux, bains d'eau chaude. Cure d'air chaud pendant 5 semaines. Un mois après l'accident, la jeune fille était toute pâle et avait la face gonflée ; les menstrues sont arrêtées, et avant elles étaient apparues plusieurs fois ; l'urine est normale ; le sommeil est agité, outre l'agitation, on remarque une certaine anesthésie ; les accès d'épilepsie ne se montrent plus et les règles restent suspendues pendant sept mois. (Sedgwick. W.)

7. Marinier robuste, âgé de 34 ans, ayant bu 35 grammes de teinture de cantharides par cuillerées dans de l'eau, pour des douleurs rhumatismales, alors que ce liquide devait servir en frictions. Ténesme, ischurie, urine sanguinolente. Pas de priapisme. Guérison. (Barzilai.)

8. Jeune et robuste étudiant en pharmacie, ayant pris, par curiosité ou par gageure, 5 cantharides. Douleurs au col de la vessie et au périnée. Ischurie, urine sanguinolente. Aucune excitation au plaisir d'amour, et le peu d'érection qui s'était manifestée, bien que non précisément douloureuse, s'accompagnait d'une sensation quelque peu désagréable. Guérison. (Batt, W.)

9. Jeune paysanne empoisonnée par son mari, ayant pris plusieurs cantharides en poudre dans du vin. Mort. (Delle Chiaje.)

10. Jeune paysan de 26 ans, ayant pris 4 grammes environ de poudre de cantharides, croyant que c'était du jalap ; ténesme vésical, douleur dans la région du gland ; priapisme de temps en temps. On n'a pas remarqué d'ardeur vénérienne. Guérison. (Fisher.)

11. Paysanne de 21 ans, ayant pris par erreur une grande quantité de cantharides, frites dans de l'huile avec de l'herbe mercuriale,

comme purgatif. Douleurs violentes, strangurie, ischurie. On n'a pas remarqué d'effets aphrodisiaques. (J.-M. Galli.)

12. Ouvrier bien portant, ayant pris le quart d'une bouteille de teinture de cantharides par erreur, croyant que c'était de l'eau-de-vie ou du rosolio. Strangurie violente. Ni priapisme, ni aucune autre indication d'ardeur vénérienne. Guérison. (Graaf.)

13. Ouvrier sain, ayant pris pour se suicider une once de teinture de cantharides ; ténesme. Ischurie, priapisme intense et douloureux. Mort. (Ives.)

14. Cordonnier portant un anévrisme de l'artère basilaire, ayant pris une quantité indéterminée de poudre de cantharides. Dysurie sans priapisme. Mort. (Kingston.)

15. Jeune soldat sain, ayant pris une quantité indéterminée de poudre de cantharides pour pouvoir cohabiter toute une nuit avec des femmes. Dysurie. Inflammation du pénis. Mort. (Lanzoni J.)

16. Cultivateur sain, ayant pris de l'huile cantharidée, par erreur pensant que c'était de l'huile d'olives commune. Dysurie. Guérison. (Lessona Gius.)

17. Dans un cas identique on a observé un priapisme douloureux Guérison. (Lessona.)

18. Médecin bien portant, ayant pris une once de teinture de cantharides, par erreur, au lieu de teinture de quinquina. Sensation désagréable le long de l'urèthre, prurit très-violent au gland. Guérison. (Noale Ant.)

19. Homme sain, aimant les femmes, ayant pris une once de pastilles de cantharides pour s'exciter au déduit vénérien. Dysurie. Aucun signe d'ardeur vénérienne. Guérison. (Piso, Homob.)

20. Danseur sain et robuste, âgé de trente-deux ans, ayant pris vingt grammes de poudre de cantharides, pour exciter l'appétit vénérien ; dysurie, ténesme, quelques gouttes de sang avec peu d'urine. Douleur dans l'urèthre, léger priapisme par intervalles. Guérison. (Podrecca Gius. Leon.)

21. Jeune homme débile, malade d'une pneumonie, ayant pris la moitié d'un scrupule de cantharides par erreur. Ténesme, strangurie, quelques gouttes d'urine sanguinolente. Aucun signe d'ardeur vénérienne. Guérison. (Seiler.)

22. Vieillard robuste, atteint de sciatique, ayant placé pour se guérir de son affection une emplâtre vésicatoire depuis le haut du fémur jusqu'à la malléole. Ischurie ; urine brûlante. Aucun signe d'excitation vénérienne. Guérison. (Tadini Franc.)

23. Jeune femme robuste, atteinte de gastralgie, ayant appliqué un vésicatoire sur les parties génitales, au lieu de l'appliquer sur

l'épigastre. Strangurie. Grande inflammation; vésicules entourant les parties génitales. On n'observe pas de nymphomanie. Guérison. (Tadini Franc.)

24. Jeune homme sain, ayant pris huit ou dix cantharides entières, par plaisanterie ou par vantardise. Strangurie. Aucun signe d'action aphrodisiaque. Guérison. (Torre Gaetano.)

25. Jeune homme malade d'une pneumonie, à qui l'on avait fait prendre par erreur de la pâte vésicante pour deux vésicatoires. Douleur au ventre, chaleur, tension. Aucune action aphrodisiaque. Guérison. (Toti.)

26. Homme de 40 ans, de mœurs dissolues, comme stimulant au plaisir vénérien, ayant pris 90 gouttes de teinture, avec la moitié d'un électuaire contenant un demi scrupule de poudre de cantharides. Violent ténesme. Strangurie. Inflammation de l'orifice uréthral, sans priapisme; aucun signe d'excitation vénérienne. Guérison. (Wendt.)

27. — Homme de 48 ans, robuste et sain; tentative d'empoisonnement par la femme et la belle-sœur du patient; presque pendant 4 mois, cantharides en poudre dans le café, dans les aliments, en lavements. Les premiers symptômes apparurent soudainement une demi-heure après avoir pris le repas et le café : étourdissements, suffocation, crampes, secousses musculaires, tantôt spontanées, tantôt provoquées par le plus léger attouchement; peu à peu ces symptômes disparurent, et le lendemain il ne restait que de la lassitude et qu'un sentiment d'étourdissement. De nouveaux accès, mais moins violents, se montrèrent pendant deux mois après le repas, et toujours après avoir pris le café. Successivement apparurent des symptômes d'uréthro-cystite qui, de temps en temps, se montrèrent simultanément avec de longs accès tétaniques, avec des crampes très-fortes, et des secousses comme galvaniques, sous l'influence de la plus faible excitation. Le malade n'a eu de la fièvre qu'un seul jour. Enfin, principalement à la suite de l'administration d'un lavement, violentes douleurs abdominales vomissements, (on trouva deux fois des cantharides dans les matières vomies), saveur métallique, diarrhée, ténesme, matières fécales très-fétides et sanguinolentes; étouffements, affaissements, convulsions tétaniques. On sépara le malade de sa famille, et il alla habiter une autre maison. La maladie abandonna la forme insolite et extraordinaire qu'elle avait tout d'abord présentée, pour prendre l'apparence d'une gastro-entérite. Fièvre, subdélirium. Etat très-grave, presque désespéré. Une abondante éruption miliaire apparaît; amélioration. Le besoin d'uriner était continuel, et n'était suivi que de l'émission de quelques gouttes

d'urine peu colorée et trouble ; sentiment douloureux de brûlure à la fosse naviculaire, et tout le long du canal de l'urèthre. Tiraillements dans le cordon spermatique. *Le pénis n'était pas en érection.* Traitement : émollients, sangsues, calmants, bains, suivant l'indication des symptômes. A la fin, le malade ne présentait plus que de la colite ulcéreuse. Guérison. (Tarchini Bonfanti Antonio.)

*Effets aphrodisiaques à la suite de l'application d'un
vésicatoire.*

Galtier rapporte, dans son *Traité de toxicologie*, l'observation suivante qui concorde jusqu'à un certain point avec nos propres expériences :

Un homme de 40 ans, sanguin, robuste, très-enclin aux plaisirs de l'amour dès l'âge de la puberté, est atteint d'un rhumatisme à la partie postérieure et inférieure du tronc, sur laquelle on applique un large vésicatoire. Huit heures après, ardeur dans la vessie, prurit désagréable au bout de la verge ; fréquentes envies d'uriner ; érections ; deux pollutions sans exercer d'attouchement. Les érections devinrent si fortes, qu'il tenta de violer sa garde qui était pourtant vieille et laide. Celle-ci, effrayée, appela au secours. Les personnes accourues furent obligées de le contenir sur son lit. Le médecin trouva le malade dans un délire érotique, ne parlant que du bonheur des mahométans, de leur sérail où un essaim de jeunes filles brigue la faveur d'un seul maître, qui passe tour à tour dans les bras de chacune. Face animée, lèvres écumantes, pouls développé, 110 pulsations par minute. Saignée copieuse, après laquelle les érections sont moins fréquentes et moins fortes ; mais le délire augmente. Bains tièdes. Boissons mucilagineuses et calmantes. Fomentations émollientes sur les parties génitales, ce qui n'empêche pas le délire de continuer pendant neuf jours, après lesquels il cessa. La convalescence fut très-longue, sans doute à cause de la grande quantité de sang qu'on avait fait perdre au malade.

Il n'est pas étonnant que les pommades épispastiques, employées en quantité immodérée, causent également des désordres dus à la présence de la cantharidine dans ces pommades.

Taylor rapporte qu'on avait frotté, pour le guérir de la gale, un enfant de 16 ans avec l'une de ces pommades, et la mort arriva au bout de cinq jours.

Dragendorff (*loc. citat.*) dit qu'on a retrouvé de la cantharidine dans l'urine d'une personne à laquelle on avait appliqué de la pommade épispastique.

Action aphrodisiaque de la teinture de cantharides.

Nous tenons, d'un médecin très-distingué de Paris, l'observation inédite suivante qui prouve l'action aphrodisiaque de la teinture de cantharides.

En 1862, M. X..., député au Corps législatif, auquel je donnai des soins pour un état gastro-intestinal saisonnier, me consulta incidemment sur quelques accidents qu'il éprouvait de longue date, presque depuis sa jeunesse, du côté des organes et des fonctions génito-urinaires. Ces accidents, sur lesquels il n'est pas utile d'insister ici, se rapportaient à une cystite chronique à exacerbations fréquentes. C'était un homme d'une complexion robuste, de haute stature, qui, malgré un âge déjà avancé (soixante ans environ), conservait encore dans le maintien et dans les allures extérieures certains attributs de la jeunesse. Il avait usé pour son ancienne maladie, comme il l'appelait, d'un grand nombre de médicaments, sans en retirer jamais grand avantage, ce qui pourrait bien tenir à un parti pris de ne pas briser avec certaines habitudes et un *modus vivendi* peu faits pour favoriser l'action d'un traitement médical, quelque bien approprié qu'il fût. C'est pourquoi j'avais peu de confiance dans une meilleure observance de mes conseils, mais je ne pouvais les lui refuser, et comme les préparations cantharidiennes ne lui avaient pas encore été proposées, je lui prescrivis la *teinture de cantharides* à la dose journalière de 50 centigr., en l'augmentant progressivement de 25 centigr. par jour.

Cinq jours après, c'est-à-dire après que M. X... eut pris 1 gr. 50 de teinture de cantharides, il vint me rendre compte des effets produits. Il me manifesta au premier abord le plus vif contentement en me disant : « Vous ne savez pas, docteur, le service que vous m'avez rendu et la joie que vous m'avez procurée. C'est la première fois depuis un grand nombre d'années que je me suis senti capable d'entrer en érection et... »

Il est inutile d'achever ici la confession de M. X..., que l'on devine facilement, qu'il nous suffise d'ajouter, et c'est là ce qui nous importe uniquement, que l'effet aphrodisiaque se continua au même degré durant plusieurs jours.

J'insistai auprès de M. X..., avec la menace du danger qu'il courait, pour qu'il n'abusât pas de cet effet, qui n'était évidemment pas celui que nous avions intentionnellement cherché en lui conseillant ce médicament.

Je ne sais si j'ai été écouté, mais j'en doute. Toujours est-il que depuis j'ai complétement perdu de vue M. X...

Action aphrodisiaque de la cantharidine.

C'est là une question très-controversée. Il ne faut point confondre un priapisme douloureux avec des désirs érotiques.

Pereira nie que la cantharidine soit aphrodisiaque, et attribue cette action à une substance odorante qui s'exhale de la cantharide au moment de la copulation. M. Laboulbène est du même avis.

L'observation VI (*inj. intr. vein.*) porte, il est vrai, sur un chien ; mais il ne nous paraît pas possible de douter qu'il y ait eu là une action aphrodisiaque. Quant à expliquer le mécanisme physiologique de cette excitation, nous n'y songeons point pour l'instant.

M. Fumouze rapporte dans sa thèse qu'une fuite s'étant déclarée dans un appareil destiné à sublimer de la cantharidine, il en aspira des vapeurs en quantité suffisamment considérable pour déterminer chez lui une violente inflammation des muqueuses bronchique et nasale. Trois personnes qui travaillaient au même moment dans le laboratoire, éprouvèrent les mêmes accidents, et de plus des troubles de la vision, l'un d'eux eut une cystite intense.

Quant aux phénomènes érotiques, personne n'en éprouva.

Cependant, mon ancien chef de service, M. Voisin, de la Salpétrière, a bien voulu me communiquer l'observation suivante qui, à cause de l'état pathologique du sujet, n'est pas absolument concluante, mais présente cependant ces deux faits intéressants :

1° Phénomènes érotiques non encore observées chez la femme ;

2° Action aphrodisiaque de la cantharidine.

La nommée L..., malade épileptique, actuellement encore dans le service et n'ayant plus sa virginité, prit le 26 novembre 1869, à neuf heures du matin, 1 milligr. de cantharidine, incorporée à de l'huile d'olives. A 9 h. 15 on observa chez cette femme des nausées et du malaise. A 11 h. 1/2 elle déjeuna comme à l'ordinaire. A 3 heures elle ressentit des envies d'uriner très-fréquentes, et chaque fois il y eut émission d'urine. En même temps, la malade éprouva un sentiment de battement et de chaleur dans les parties génitales. Ces sensations, de nature très-agréable, durèrent jusqu'à 8 heures du soir. A 8 h. 1/2, la malade avait diné comme à l'ordinaire, son sommeil fut calme et elle ne se réveilla que deux fois, pressée par le besoin d'uriner. Elle n'avait pas eu dans cette journée de vertiges épileptiformes. Le 29 novembre, à midi, elle accusa de nouveau, devant M. Voisin, la sensation de battements et de chaleur agréable dans les parties génitales. La physionomie de la malade trahissait le plaisir que lui causaient ces sensations. Elle n'éprouva rien dans les autres parties du corps. Il n'est pas actuellement possible de tirer une conclusion légitime et définitive de cette observation.

M. Corradi nie l'action aphrodisiaque des préparations cantharidiennes ; nous ne sommes pas absolument de son avis, nous pensons au contraire que dans certaines circonstances difficiles à préciser et plus difficiles encore à réaliser, il peut se faire, grâce à la congestion irritative de la vessie, une action réflexe, en vertu de laquelle l'érection et les désirs vénériens peuvent se produire ; mais nous le répétons, il est absolument impossible d'établir d'une façon nette et précise le degré d'irritation nécessaire qu'il faudrait exercer sur la vessie, et quand bien même cette détermination serait pratiquable, il y aurait encore des différences profondes suivant les susceptibilités individuelles. Nous considérons comme très-dangereux l'usage interne des préparations cantharidiennes. Que ceux qui seraient tentés d'en user dans le but d'obtenir un effet aphrodisiaque, se souviennent de la fameuse apostrophe de Poumet ! « Ils se promettaient des plaisirs nombreux et durables, un bonheur inconnu, des jouissances inouïes, et ils n'ont trouvé que tourments, douleurs, tortures, angoisses inexprimables ! Le flambeau d'une vie nouvelle devait se rallumer pour eux, et je les vois glacés dans les bras de la mort ! Et l'autel qu'ils avaient élevé à ce fantôme d'une volupté imaginaire, est devenu pour eux le linceul de la tombe. »

CHAPITRE CINQUIÈME.

CONSIDÉRATIONS GÉNÉRALES SUR L'EMPOISONNEMENT PAR LES PRÉPARATIONS CANTHARIDIENNES

Si l'on jette un coup d'œil d'ensemble sur cette longue série d'expériences, on voit que l'on peut, à l'aide des principaux symptômes d'intoxication par les préparations cantharidiennes, tracer un tableau dont les lignes principales se retrouveront dans tous les cas d'empoisonnement plus ou moins accusées, suivant des circonstances diverses, mais toujours avec la même constance.

Prenons, par exemple, l'empoisonnement par la cantharidine et groupons autour de lui les autres modes d'intoxication. Lorsqu'on injecte de la cantharidine dans le torrent circulatoire, on voit d'abord la pupille se dilater graduellement, puis les contractions cardiaques et les mouvements respiratoires s'accélèrent. Les vomissements apparaissent, et l'animal tombe dans un abattement profond, voisin de la stupeur; la respiration est le plus souvent fréquente et dyspnéique; une toux sèche et rauque peut survenir. L'émission de l'urine se fait avec les signes extérieurs de la plus vive douleur; l'urine est albumineuse ou sanguinolente. L'animal semble anéanti; la sensibilité est diminuée; il succombe au milieu de phénomènes asphyxiques progressifs. Ce que nous venons de dire s'applique avec tout autant de vérité au cas d'introduction de la cantharidine par la voie sous-cutanée ou par le tube digestif. Nous voyons de nouveau apparaître la dilatation pupillaire, les vomissements, l'hématurie, la perte de la sensibilité, etc. Les phénomènes produits par la cantharidine introduite par l'estomac, sont au fond les mêmes que ceux causés par l'ingestion de la poudre ; la mort arrive plus promptement par la cantharidine, parce que ce principe actif se trouve isolé. Les vomissements d'abord bilieux prennent bientôt les caractères d'un liquide blanc, spumeux et filant qui devient ensuite sanguinolent. En un mot, les différentes phases de l'empoisonnement se succèdent plus rapidement, et les symptômes ont un caractère de gravité beaucoup plus accusé.

S'il s'agit d'un empoisonnement par la poudre de cantharides, on voit d'abord l'animal vomir, s'agiter, secouer la tête pour se débarrasser du corps brûlant qui s'attache à la langue, au voile du palais, aux gencives, etc. Ces vomissements se succèdent en prenant le caractère indiqué plus haut.

Puis le patient, affaissé, immobile, la tête basse, entre dans la période de l'anéantissement. La pupille est dilatée. La dysurie, l'hématurie même sont observées. Le collapsus s'accentue de plus en plus. L'animal reste couché sur le flanc; sa sensibilité générale est très-émoussée, sa respiration s'embarrasse, il est dans la torpeur et succombe dans cet état.

Si l'on fait abstraction des symptômes propres à l'action de l'alcool, on retrouvera, à des degrés divers d'intensité, dans l'empoisonnement par la teinture de cantharides la succession des phénomènes précédemment décrits. Nous pouvons en dire autant de l'empoisonnement par l'application longtemps maintenue de larges vésicatoires.

Il suffirait maintenant de lire les observations d'empoisonnement recueillies chez l'homme pour bien se convaincre que la succession des symptômes est la même, que les choses, en un mot, se passent comme chez les animaux.

On peut retrouver la même constance dans les lésions anatomiques.

Lorsque la cantharidine est introduite dans le torrent circulatoire, elle exerce son action irritative partout où le sang la porte, principalement sur certains organes, et non pas, comme on l'a dit si longtemps, exclusivement sur les organes génito-urinaires. Dans ce cas particulier, c'est le cœur qui est le premier touché. On constate en effet des ecchymoses sous l'endocarde, ou sous le péricarde en plus ou moins grand nombre; dans quelques cas elles pénètrent jusqu'à une certaine profondeur dans le tissu musculaire. Le plus souvent la cavité péricardique est remplie d'une sérosité louche et sanguinolente. Mais c'est surtout du côté des organes respiratoires qu'on observe des lésions graves, lésions qui ont été portées à leur maximum dans nos expériences, en raison précisément du mode opératoire employé. Un double épanchement semi-purulent et teinté de sang peut remplir les deux cavités pleurales; les feuillets de la plèvre présentent également les signes d'une vive irritation inflammatoire.

Les poumons sont le siége d'une congestion qui varie de la congestion simple à la véritable infiltration sanguine et à l'ecchymose sous-pleurale.

Ces lésions, nous le répétons, sont des termes extrêmes; nous verrons qu'elles sont moins accusées avec les autres modes d'administration du toxique. Les désordres des organes digestifs se localisent pour ainsi dire dans le duodénum, et particulièrement dans sa première partie, c'est-à-dire dans la portion de cet intestin qui reçoit le liquide biliaire. Le foie, en effet, semble emmagasiner la cantharidine; il est en général très-congestionné, et cette congestion peut aller jusqu'à l'infiltration sanguine. L'estomac que nous verrons tout à l'heure si gravement atteint, est dans le

cas actuel à peine touché ; il présente seulement une congestion plus ou moins vive.

Dans le duodénum, au contraire, on constate les signes de
l'inflammation à tous les degrés, depuis l'inflammation
catarrhale simple jusqu'à l'hémorrhagie et l'ulcération. Ces
lésions, après s'être atténuées, reparaissent dans l'S iliaque
et dans les dernières portions du rectum. Ainsi, même quand
la substance toxique n'a pas été introduite dans les voies
digestives, on trouve dans l'intestin des altérations graves.
Les reins sont congestionnés. La vessie est injectée et présente souvent un véritable état ulcératif avec ecchymoses de
la muqueuse vésicale. La muqueuse uréthrale elle-même
dans la région prostatique est plus ou moins congestionnée.
Dans les injections sous-cutanées de cantharidine on trouve
les mêmes lésions, mais les poumons ne sont pas aussi violemment touchés.

C'est surtout dans le cas d'ingestion de cantharidine par
l'estomac, que l'on observe de graves désordres dans le tube
digestif. La muqueuse de l'estomac, celle des intestins et
principalement du duodénum, est presque détruite dans les
cas les plus graves par le travail ulcératif et hémorrhagique
qui s'est produit. Ces lésions s'étendent, mais à un moindre
degré, à tout le reste de l'intestin, présentant les caractères
de l'inflammation catarrhale simple jusqu'à l'S iliaque, et à
partir de ce point, reprenant les caractères de l'ulcération
jusqu'au rectum. Dans l'empoisonnement par la poudre de
cantharides, on retrouve avec une intensité moindre, toutes
ces lésions caractéristiques, prononcées surtout dans les
points où séjournent les matières fécales. Nous avons signalé
les autres lésions qu'on rencontre également dans l'empoisonnement par la poudre de cantharides.

Nous n'avons rien à ajouter pour l'empoisonnemement
par la teinture ; ce sont toujours les mêmes altérations dont

l'intensité varie, et dans la production desquelles l'alcool joue un certain rôle. Quant à l'intoxication par de larges vésicatoires, on a vu dans nos observations que les lésions étaient, à la gravité près, celles que l'on constate dans l'empoisonnement par la cantharidine administrée en injection souscutanée.

On avait pensé autrefois que la cantharidine formait avec l'albumine ou certains autres principes constitutifs du sang des combinaisons hypothétiques en vertu desquelles la plupart des organes étaient protégés contre l'action spéciale du poison, action qui s'exerçait sur l'appareil génito-urinaire et principalement sur la vessie, parce que cette combinaison était détruite par l'acidité de l'urine. L'expérience suivante, à défaut même des lésions anatomiques niées par tant d'auteurs, prouve surabondamment que les choses ne se passent pas ainsi, que la cantharidine ne perd point ses caractères dans le sang, qu'elle peut exercer l'action qui lui est propre sur tous les organes.

Expérience faite avec M. le docteur Laborde.

Nous faisons absorber par l'estomac à un chien bien portant 0,05 centigr. de cantharidine en une pilule. Nous voyons se produire, après cette ingestion, la série des symptômes que nous avons déjà décrits, savoir : vomissements réitérés de matières liquides blanchâtres, mousseuses, dont l'animal se débarrasse difficilement à cause de leur viscosité, liquide devenant bientôt sanguinolent. Dilatation pupillaire, tendance à l'immobilité et stupeur. État dyspnéique.

En cet état, l'artère crurale de ce chien est mise en communication à l'aide d'un procédé particulier, dû au docteur Laborde, avec l'artère crurale d'un second chien très-bien portant, de façon à pouvoir faire passer à volonté le sang du premier dans l'artère du second. L'expérience est ainsi disposée vers 2 h. 1/2, et à ce moment le courant artériel est mis en liberté et coule durant environ trois minutes. Il n'y a pas de résultat appréciable sur le chien qui reçoit le sang de son congénère intoxiqué.

Après un repos de cinq minutes, le courant est de nouveau établi et il se fait très-bien sans discontinuité durant trois ou quatre minutes. Nous constatons alors une dilatation pupillaire manifeste chez le second chien. Nouveau repos de 5 minutes et reprise de l'expérience pendant 4 minutes. Le chien qui fournit le sang est très-affaibli. La dilatation pupillaire chez le chien qui le reçoit persiste mais sans augmentation notable.

L'expérience est close. Les animaux sont détachés et mis en liberté. Celui qui avait été préalablement intoxiqué par la cantharidine est excessivement affaibli, et plongé dans la stupeur. Deux heures après il était mourant ; l'autre est triste et dans l'immobilité ; la dilatation pupillaire a augmenté sensiblement, et elle existait presque au même degré le lendemain. Il ne présente pas d'autres phénomènes appréciables, si ce n'est un peu de dyspnée. Nous le sacrifions par la section du bulbe, et l'examen cadavérique nous donna les résultats très-intéressants qui suivent :

Les poumons présentent une congestion généralisée de leur tissu, et à leur surface se voient un certain nombre d'ecchymoses sous-pleurales dont une très-étendue. Enfin on trouve disséminés vers les bords tranchants un grand nombre de nodules emphysémateux.

Le cœur étant ouvert et bien lavé à son intérieur, on aperçoit à la surface du ventricule gauche, vers la pointe, une ecchymose large et pénétrant jusque dans le tissu musculaire. Des ecchymoses pareilles et plus nombreuses existent à la surface du ventricule droit.

Le foie présente une véritable infiltration sanguine avec des noyaux apoplectiques localisés.

La muqueuse intestinale est le siége d'une injection plus ou moins vive, mais qui est surtout intense et bien caractérisée dans la première et surtout dans la seconde portion du duodenum.

Les reins présentent une congestion très-accentuée et prédominante dans leur substance corticale. Enfin la muqueuse vésicale est légèrement injectée particulièrement au niveau du col.

Il n'est pas besoin d'insister sur le siége et le caractère de ces lésions pour reconnaître qu'elles appartiennent bien à l'action de la cantharidine.

Notre travail, nous le savons, est sur bien des points moins complet que nous l'aurions voulu. Mais le sujet était

si vaste par lui-même, que nous avons été forcé de laisser
dans l'ombre certaines questions d'un grand intérêt. C'est
ainsi qu'on a dû être frappé, dans ces expériences, de l'influence des préparations cantharidiennes sur le système
nerveux et sur les fonctions qui en dérivent. Nous avons
essayé, avec le docteur Bochefontaine, préparateur du cours
de pathologie expérimentale de la Faculté, d'étudier l'action
spéciale de la cantharidine sur la tension artérielle, sur la
respiration, sur le système nerveux. Nous nous sommes
heurtés dans le cours de ces expériences à des difficultés
nombreuses, à des causes d'erreur, dont quelques expéri-
mentateurs semblent n'avoir tenu aucun compte, ce qui ne
les a pas empêchés de tirer de leurs expériences des conclusions d'une netteté et d'une précision qui semblent tout
d'abord ne laisser rien à désirer. Pour n'en citer qu'un
exemple, la cantharidine introduite dans l'économie par injection intra-veineuse, agit directement sur l'endocarde et
même sur la fibre musculaire du cœur. Ce n'est donc plus
un organe sain qui est soumis à l'observation, c'est un instrument altéré dans sa structure et dont les fonctions ne
s'accomplissent plus d'une façon physiologique. Quelles déductions légitimes peut-on tirer d'expériences faites dans
de pareilles conditions ? Aucunes. Introduit-on la cantharidine en injections sous-cutanées ? A petite dose, l'action sur
le cœur se fait attendre longtemps, souvent même elle est
insaisissable ; à haute dose, on reproduit ces lésions cardiaques dont nous venons de parler. Lorsqu'on veut étudier
l'action de la cantharidine sur la respiration, on rencontre
également des difficultés sérieuses. Nous n'avons pas été sa-
tisfaits des nombreux tracés que nous avons obtenus. L'é-
tude complète de l'action de la cantharidine sur le système
nerveux n'est pas assez avancée pour nous permettre de
publier nos observations ; la cantharidine agit sur la moelle

dont elle diminue le pouvoir excito-moteur ; c'est un fait que nous avons souvent constaté chez les grenouilles et même chez les animaux supérieurs. Ce principe toxique agit encore, sans doute, sur d'autres points du système nerveux ; mais dans une analyse aussi délicate, il faut marcher lentement et prudemment ; et pour combler ces *desiderata*, il nous faudra encore beaucoup de temps et de patience.

CHAPITRE SIXIÈME

INDEX BIBLIOGRAPHIQUE

A

ABANUS (Petrus). Conciliator controversiarum quæ inter philosophos et medicos versantur. Venetiis, 1565.

ÆPLI (J. M.). Prüfung der spanischenFliegen in bœsartigen. Fieban, 1777.

AETIUS, *medicus græcus*, per Janum Cornarium conscriptus. Basileæ, 1542.

AGUZZOLI. Thèse de la Faculté de médecine, 1854.

AINSLIE HOLLIS W.). S. Bartholomew's Hospital Reports. Vol. 5, p. 2-5. L'action thérapeutique des vésicants.

ALBIN (Bernh.). De cantharidibus. 1687.

ALDROVANDUS (Ulysses). De animalibus insectis ad vivum expressis. Bouon. 1602.

ALPIN (Prosper). De medicina Ægyptiorum. Venetiis.

ALEXANDER ab Alexandro. Genialium dierum liber II, cap. 10.

ALEXANDER (G.). De cantharidum usu et historia. In-4, 1789.

AMEUILLE. Société médico-pratique. Union médicale, 1862.

AMŒNITATES ACADEMICÆ, VI, p. 132.

AMOREUX (M.). Notice des insectes de la France réputés venimeux. Paris, 1789.

AMOREUX (P. J.). De noxa animalium. Montpellier, 1762.

ARAN. Pyélite subaiguë, teinture de cantharides. Bulletin de thérapeutique, 1851.

ARDOINIS (Sante de). Opus de venenis. Basileæ, 1572.

ARETÆI CAPPADOCIS, medici insignis. Libri septem a Junio Paulo Crasso in latinum sermonem versi. Venetiis, 1763.

ARNALDO CANTANI (del cavaliere dottor). Manuale di materia medica e terapeutica basata specialmente sui recenti progressi della fisiologia della clinica.

ARZWIESER. Dissertatio de cantharidibus. In-4, 1717.

AUDINET-SERVILLE. Bulletin des sciences naturelles et de géologie. XV, p. 189. 1829.

AUDOUIN (J. Victor). Prodrome d'une histoire naturelle chimique, pharmaceutique et médicale des cantharides. Thèse de Paris, 1826. Ann. des sc. natur, t. 9, 1826.

B

BACCI (Andrea). De venenis et antidotis. Romæ, 1586, p. 23.

BAGLIVI (Georgius, doctor medicus. Dissertatio de usu et abusu vesicantium. Lugduni in Batavis, 1699.

BALDASSAR (Timæus). Opera medico-practica. Leipsig, 1677.

BALT (W.). In Mem. Soc. med. d'emul. di Genova. Genova, 1803, t. II, quadr. 1, p. 9.

BARNABAS (Brissonius), De verborum quæ ad jus pertinent significatione. Lipsiæ, 1721.

BARTHOLINUS. De medicina danorum domestica. Hafniæ, 1666.

BARTHOLOMÆUS BAGNON. Monspelii, 1769. Dissertatio medica de vesicantium usu ac modo agendi.

BARZILAI. Note sur trois cas d'empoisonnement guéris à l'aide de la méthode italienne. Ann. de thérapeut. Sept. 1833.

— In Memoriale della medic. contemp. Venezia, 1845, XIII, 637.

BATTAGLIN. Ann. T, IV, p. 468.

BATKA. Sur les cantharides. J. de Pharm. IV, p. 221.

BAUMÉ. Éléments de pharmacie théorique et pratique. Paris, 1773.

BEAUPOIL. Recherches médico-chimiques sur les vertus et les principes des cantharides. Thèse de la Faculté de Paris, 1803.

BÉGUIN (A. V.). Histoire des insectes qui peuvent être employés comme vésicants. Paris, 1874.

BENANCIO-LISSET (Déclaration des abus et tromperies que font journellement aucuns apoticaires, fort utile et nécessaire à ung chascun studieux et curieux de sa santé, composé par maistre) et imprimé nouvellement. 1553.

BERNHARDUS (Valentinus). Historiæ simplicium reformatæ sub Musei musæorum titulo accedit *India litterata*. Offenbaci ad Mœnum. 1732.

BERTHOUD (Pierre). Etude sur la cantharide officinale. Thèse de l'Ecole de pharmacie, 1856.

BILBERG. Monographie des mylabrides. 1813.

BLACHER (Dʳ). De la néphrite aiguë cantharidienne, comme cause productrice de convulsions urémiques. France médicale.

BLANCHARD (E.). Histoire des Insectes. Paris, 1845.

BLOT. Mémoire sur les propriétés des insectes des environs de Caen, 1823. Ann. Soc. linnéenne du Calvados.

BLUM. Ein Beitrag zur Kenntniss der Cantharedius. Dorpat, 1865.

BOEHMER (Phil. Adolp.). De malignitate variolarum naturalium tempestivo vesicatorium usu avertenda. Hal. 1767.

BOHEMAN (Ch. H.). Berattelse om framstegen i insekternas, etc., natural. historia, 1853, 1854.

BONACOSSA. Empoisonnement mortel par les cantharides chez un aliéné. Ann. de thérap., 1844.

BORRICHIUS (Olaus). Act. Hafniens. Vol. IV, obs 18, p. 186.

BOUILLAUD. Albuminurie cantharidienne. Rev. méd.-chirurg., 1848.

BOURDEN (Jo. God.). De usu et abusu vesicantium. L. B., 1739.

BRANDES. Archiv. der Apotecker Vereins. XXIX, p. 209.

BRANDT et RATZEBURG. Medicinische Zoologie. Berlin, 1830 et 1833.

BRANDT (J. F.) et W. ERICHSON. Monographia generis meloes. (Acad. des curieux de la nature.) Vratislaviæ et Bonnæ, 1832, in-4.

BROGIANI (Dominicus). De veneno animantium. Florentiæ, 1755.

BROWNE. Amer. med. Times. British med. journ., 13 dec. 1862.

BRULÉ. Expéditions scientifiques de Morée, p. 229 et 406.

BUCHOZ. Paris, 1780. Histoire des insectes nuisibles à l'homme et aux bestiaux.

BUCHNER (A.E.). De vesicatoriorum ad exanthemata a nobilioribus partibus avocanda efficaci usu. Hal. 1758. V. Chüden.

— G. de vesicatorium parti dolenti applicatorum usu salubri et nocivo. Hal. 1768. O. Weitzmann, conf. Iena Zeit.

BUHL. Zeitschr. f. rat. med. von Theule und Pfeufer, 1856.

BURMEISTER. Cantharides of the Argentine provinc. Pharmaceutical journal, 1865, VI, p. 548.

BUSCH (J. J.). De vesicantium abusu atque substituandis magneticis remediis. Marburg, 1780.

C

CAIUS BERNARDINUS VENETUS. Disputatio de vesicantium usu. Venetiis, 1606, in-4.

CALDERA. Illustrationes et observationes practicæ. T. II.

CALVINUS (Johannes). Lexicum juridicum, etc. Coloniæ Allobrogum, 1734.

CAMPBELL (John). Note on a case in with severe constitutional effects followed the applicat. of cantharides blester. In Brit. med. journ. 4, 1870. Jahresbericht über die Leistungen der Medicin, 1870. 1, 376.

CANUTUS (A. T.). Meloe vesicatorius. Upsal, 1762. Amœnitates Acad. Linnæi. Vol. V, p. 132. 1763.

CAPIVACCIUS. Medicina practic.

CARDAN. De subtilitate. Basil., 1664. Liber IX, p. 362.

CARDANUS (Hierome) (les livres de)

intitulés De la subtilité et subtiles inventions, traduits par Richard le Blanc. Paris, 1556.

CARRUS et ENGELMANN. Bibliotheca zoologica, 1861. I et II.

CARSON (Jo.). De cantharidum historia operatione et usu. Edinburg, 1776.

CARTERON. Remèdes épispastiques. Thèse de Paris, 1803.

CASTELNAU (de). Histoire naturelle des coléoptères, 1840.

CEYER (J. D.). Tractatus physico-medicus de cantharidibus. Lipsiæ, 1687, in-4.

CHALVIGNAC. Empoisonnement par la teinture de cantharides. Thèse de Paris, 1852.

CHAMSEREY (Jo. Franc. Jac. Roussillo de) An in usu vesicantium cautelæ, tum med. tum chirurg. Paris, 1779. Aff. v. auct. de la planche, pl. I.

CHARAS (Moyse). Paris, 1692. Pharmacopée royale galénique et chimique.

CHARLET. Exercitat. de different. et nomin. anim. Oxonii, 1677, in-4.

CHAUMETON. Essai d'entomologie médicale. Strasbourg, 1805, et Journal de physique, an XIII.

CHEVROLAT (A.). Description des mylabrides de Barbarie. (Rev. Entomol. de G. Silbermann.) Strasbourg, 1837.

CHRISTISON (R.). A treatise on poisons. Edinburg, 1836.

CHRISTISON's (Dispensatory). Pharmacopée suédoise.

COCKBURN. Epistolæ LXX, p. 236. Abrégé des transactions philosophiques, vol. V.

COOKE (Dr.). Pharmaceutical Journal, 1870-71, p. 181.

CÆSALPINUS Speculum artis medicæ Hippocraticum. Lib. III, cap. II.

COLLAS (Dr.). Revue coloniale, 2 (10) 1853.

COLUMBA (Gerardus). Tractatus de abusu phænigmatum in febre pestilenti. Messanæ, 1596.

CORRADI (A.). Etude critique sur les propriétés aphrodisiaques de la cantharide. Annali universali di medicina e chirurgia, mars 1875.

COSTENSADER (Jo. Matth.). De abusu vesicatorium in febribus malignis. Leide, 1769. Erf. gel. Zeit. St. 1769.

COPIUS (T.). De vesicantibus. Duisb., 1730.

CONSTANTINO (Cesare). De notevoli et utilissimi ammaestramenti dell' agricoltura, di greco in volgare novamente tradotto per Pietro Lauro, in Venetia, 1542.

CRANTZ (H. J. N.). Materiæ medicæ et chirurgicæ. Lovanii, 1772.

CRATER (Gerh. Herm.). De vesicatorium usu et abusu. Erf., 1701.

CRISTIANO (Ettmüller). Fragment für die specielli Therapeutik in Horn. archeiv. für medic. Erfahr., 1804. VI, 401.

CURIOSA MEDICA pro tuenda valetudine quibus accedit discursus de venenis eorumque alexipharmacis. Hamburgi, 1679.

D

DALE (Samuel). Pharmacologia. Leyde, 1751

DELAN (Jacobus). Tentamen therapeuticum de vesicatoriis. Monspelii, 1779.

DELLE CHIASE (S.). Ricerche ol tossicol. Napoli, 1835, p. 75.

DEHNE (J. Chr. C.). Versuch einer vollständigen Abhandlung von dem maynrame und dessen Anwendung wuth wasserschen. 1788, in-8. T. I, p. 338, et T. II, p. 339 et 942.

DERHAM. Theolog. phys. (Trad. de l'anglais.) Strasbourg, 1769.

DERHEIMS. Notes pour servir à l'histoire de la cantharide. Journ. de pharm. et de chimie, 1826, p. 548.

DESPREAUX (Car. Franc.). An febri malignæ vesicantia? Paris, 1774. V. Duchanoy, pl. 1/2.

DIDIER (Dr.). Madras quart. Journ.

DIEU (Dr.). Traité de matière médicale. 1845, Metz.

DONLY (Henr.). De vesicantium usu in variis morbis tractandis. L. B., 1784.

DORTHES. Mém. Soc. agricult. de Paris, 1787. P. 67.

DOURIF. Des effets de la cantharide sur les voies urinaires. Thèse de la Faculté de médecine, 1849.

DUBUC. Journal pharmaceut. 1825.

DUBUISSON. Taffetas vésicant. J. pharm. VIII, p. 44 et 46.

DUFOUR. Description d'un nouveau genre d'insectes de l'ordre des parasites. Ann. des sciences naturelles, p. 62, an, 1828.

DUMÉRIL, DEMARQUAY et LECOMTE. Gaz. des Hôpitaux, 1851, p. 40, 46 et 62.

DURAND. Journal Philadeph. col. Pharm. II, p. 274.

DUTECH. Mode d'action des vésicants. Thèse de la faculté de médecine, 1815.

DU VAL (Jacquelin). Genera des coléoptères d'Europe, 1862.

E

EBERHARD (Jo. Petr.). De necessario usu vesicatoriorum in febre castrensi. V. Krisch. Hal. 1761.

EMMEL. Falsification des cantharides. J. de Pharmacie, 1850, p. 381.

ENGEL (Car. Chr.). De explicandis generalioribus vesicantium effectibus eorumque speciali in inflammationibus usu. Hal, 1774. Weber, Aus., B. 2. Reeus. T. IV. Syllog. Balding.

F

FABRE (d'Avignon). Ann. des Sc. naturelles. IVe Série. T. VII, n° 6, 1857. Id. IVe Série, 1858.

FABRICE (Hierosme, d'Aquapendente). Œuvres chirurgicales. Trad. franç. Lyon, 1674.

FABRICIUS. System. entom. I, part. 2, p. 84.

FAIRMAIRE (Léon). Genera des coléoptères d'Europe, T. III, p. 331.

FAIVRE (E.). Emploi de la cantharide à l'intérieur, comme agent curatif de l'épanchement pleurétique. Paris, 1865.

FALDERMANN. Monogr. Cantharid. et Malachior. 1847.

FARINES. Note sur les cantharides Lytta vesicatoria. J. de Pharm. T. XII, p. 577, 1826.

FARR. On the use of Cantharides. In Mem. of the medic. Societ. of London. T. II, p. 132.

FASCH (Aug. Henr.). De vesicatoriis. Iéna, 1673.

FERNELIUS (Johannes). Universa medicina. Coloniæ Allobrogum, 1679.

FERRARI. Mouches de Milan. J. pharm. 1845. VIII, p. 68.

FERRARIUS SENENSIS (J. B.). Flora seu de florum cultura. Amstelodami, 1696.

FERREIN (Ant.). An febri malignæ vesicantia. Paris, 1741.

FERRER (Léon). Essai sur les insectes vésicants. Thèse de Paris, Ecole de pharm. 1859.

FISCHER (J. B.). Tentamen conspectus cantharidiarum. Monachii, 1827.

FISCHER. In London Medic. Gaz. 1849, may. Archives génér. de méd. 1848. XVIII, 356.

FISCHER DE WALD. Entom. Russ.

FLEMING. Catalog. Inds. drugs. Calcutta, 1810.

FONSSAGRIVES (J. B.). Expériences sur les propriétés vésicantes des mylabris pustulata et punctata de Pondichéry. Rev. colon. T. X, p. 165; T. XII, p. 129, 1854.

FONTE EUGUBINI (LÆLLII) Consultationes medicinales, altera de vesicantium usu. Venetiis, 1608. Francofurt. 1609.

FORESTUS P. ALCMARIANUS. Obs. medic. Lib. 30, de Venenis, et 31. de Fucis Raphelengii. 1596.

FORSTEN (R). Disquisitio medica cantharidum historiam naturalem chemicam et medicam exhibens. 1775.

FORSTER. Novæ species insectorum Centuria. Londini, 1771.

FREIND (J.). Historia medicinæ. Venetiis, 1735. ej. de vesicantibus.

FRESTEL. Symptômes déterminés par les cantharides. Bull. de thérap. 1846.

FRICCIUS (Melchior). Paradoxa de venenis. Augustæ Vindelicorum, 1710.
— De virtute venenorum medica. Ulmæ, 1701.

FROSINI (Merletta). Emplat. vesicant perfect. Ann. Parisal, 1870.

FUESSLINS (J. C.). Verzeichniss. Zurich, 1775.

FUMOUZE. De la cantharide officinale. Paris, 1867.

G

GALLI (J. M.). Opuscula medico pratica. Romæ, 1752, p. 22.

GALTIER. Toxicologie. 1855.

GABOSTE. Toile vésicante. Journ. pharm. XII, p. 260.

GEBLER (D^r.). Rec. trav. natur. Moscou sur les mylabrides de la Sibérie occidentale.

GEER (de). Insect. T. IV, p. 12, tab. 1, fig. 9.

GEOFFROY. Insect. T. I, p. 341, tab. 6, fig. 5.

GEIGER et LIEBIG. Annalen der Pharm. 1835, XV, p. 315.

GEMMENGER et B. de HAROLD. Catalogue génér. des Coléoptères.

GÉNE (J.). Mémoire pour servir à l'histoire de l'œpulus maculatus et des cantharides en général. Ann. des sciences naturelles, p. 138.

GERMAR. Insect. spec. nov.

GEYERUS (J Daniel). Tractatus physico medicus de cantharidibus, 1787, in-4.

GIACOMINI. Traité philosophique et expérimental de matière médicale (trad. française). Paris, 1842.

GILLENHAL. Histoire des coléoptères, 1870.

GIRARD (Maurice). Traité d'entom. pratique. 1870.

GLAUBERUS (J. Rudolphus). Pharmacopœa spagyrica. Amsterdam, 1654.

GMELIN. Handb. der Chemie. 1844. III, p. 454.

GOBLEY. Dictionnaire encyclopédique des sciences médicales, art. Cantharides. T. XII, p. 194.

GODEN. Vergiftung durch cantharidèn in Kasper's Vierteljahrsschrift. 1856.

GŒSE. Entom. Beyt, I, p 698.

GOUTZ (J. F.). Dissertatio de cantharidibus. Pr. m. Kirchdorff, 1711.

GORUP. Lehrbuck der chemie. 1863.

GORY et PERCHERON. Monographie des cétoines. 1833.

GOSSMANN. Ann. der chem. und Pharmac. T. LXXXVI, p. 317. T. LXXXIX, p. 124.

GRAAF. In Hufeland's Journ. der pract. Heilk, 1821, LII. 2, 11. III.

GRENER (Jo. Jac.). De vesicatoriorum præstanti in variolis usu magno pro extirpatione argumento. Argent. 1769.

GRELL (J.). Exper. de sejonct. mater. vivæ vim. cant. in venen. spect. illust. Tubing, 1812.

GRÉVIN (Jacques), de Clermont en Beauvaisis, médecin à Paris. Ensemble les œuvres de Nicandre, médecin

et poëte grec, traduites en vers français. Anvers, 1568.

GROENTVEL. De tuto cantharidum usu. Londres, 1698.

GROEWELL. Notizen für pract. Aerzte. 1852.

GRONOVELD (J.). De tuto cantharidum historia operatio et usus, in-8, 1776.

GSELL. Diss. inaug. sistem. experimenta materiæ vivæ, vim cantharidum specificam in rene illustrante. Tubingæ, 1812.

GOBLER. Commentaires thérapeutiques du Codex. Par., 1868. Dictionnaire encyclop. Albuminurie, Cantharides.

GUEBRY-CHAMPNEUF (F. B. C.). Thèse de Paris, 1817. Considérations médicales sur les insectes.

GUIBOURT (N. J. B. G.). Histoire naturelle des drogues simples. 6e édit., revue par G. Planchon. Paris, 1870.

GUIZOT. Essai sur les cantharides prises à l'intérieur. Thèse de Paris, 1865.

H

HAFNIENSIA. Acta medica et philosophica. Vol. IV, obs. 80, et vol. V, obs. 89.

HARDOVICKE. Asiatic Researches. Vol. 1799, p. 213, 215.

HARMANN. Dissertatio de cantharidibus prosperæ adversæque valetudini auctoribus, in-4, 1740.

HARRIS. Insects injurious on the vegetation. 1862, p. 140.

HARTMANN (P. J.). De hyperdiuresi ex perverso cantharidum usu externo orta. Erfurt, 1781.

HASSELT (Van). Handb. der Giftlehre. Braunschweig. 1862, II. 43.

HAUTSCHEL. Dissertatio de externo cantharidum usu imprudentum prudentumque asylo medicorum. In-4, 1743.

HAYLE. (Guil. P.). De cantharidum natura et usu. L. B., 1786.

HEINSIUS (E.). Dissertatio de cantharidibus (præside B. Albino). 1787. In-4.

HEISE (J. G.). De insectorum noxio effectu in corpus humanum. Hall, 1757.

HELMONT (J. B. Van). Opera omnia. Francfort, 1682.

Herent. Sparadrap vésicant. Journ. pharm. II, p. 403.

Hermann Burmeis. Revista pharmaceutica.

Hermann (P.). Cynosura materiæ medicæ. Argentorati, 1726.

Hermannus (J. G.). Disputatio de cantharibus prosperæ adversæque auctoribus valetudinis (præside Chr. G. Stenzelius), 1740.

Hertivig. Handb. der prakt arzneimittellehre für Thierarzte. Leipsig, 1872, p. 261.

Heusinger (J. C. F.). Zeitschrift f. organ. Phys. Eisenach, 1827, 1828.

Hickes (Jo.). Heathfield de natura epispastic. et usu. Edin., 1776.

Hilferd. Dissert. Exped. circa venena. Gœtt, 1760.

Hisch. On collodium cantharidale. Pharm. Journ., 1849. IX, p. 393. Tichiæ of cantharid. Pharm. journ., 1850. IX, p. 395.

Hoffman (Gaspard). De medicamentis officinalibus, tam simplicibus quam compositis, libri duo. L. Batav., 1738.

Hoffmann. De vesicatorium præstanti in medicina usu. Hal, 1727.

Holloway. Conserv. des cantharides. Parni. Journ., mars 1869, et Ann. Parisel, 1870.

Homrigh (Ab.). De vesicantium utilitate et noxa.

Horn. Dissertatio de cantharidibus aliisque aphrodisiacis veneri inimicis amicisque. In-4, 1747.

Hottot et Tocard. Journ. Pharm. 1826, XII.

Houdebine. Sparadrap vésicant. Journ. Pharm. V, p. 299.

Hunter (Alex.). De cantharidibus. Edimbourg, 1751.

Husemann. Handbuch der Toxicologie. Berlin, 1862.

I

Iostrerii de Iostreriis Bassanensis Admirationes medicæ ex doctrina Galeni, nec non et aliorum auctorum; scilicet de usu vesicantium promiscue in morbis omnibus, etc. Venetiis, 1596.

Illiger. Magazin für Insektenkunde. 1802, 1807. 6 vol. in-8.

Indiæ (Francisci) Hygiphilus, sive de febre maligna dialogus. In quo de vesicantium medicamentorum hyacinthi, zapphyri, smaragdi, etc., aliorum; de auri et argenti in re medica abusu, etc. Veronæ, 1593.

Ives. In the American Journal of med. sciences, 1828, february. Heidelb. Klin. Annal., IV. Supplem. Bend., 325.

J

Jæger (C. F.). De cantharidibus eorumque actione et usu. Tubingæ, 1769. In-4.

Janssen (Bened.). De vesicatoriis. Harderov. 1688.

Jobi à Mekkren. Chirurgi amstelodamensis observationes medico chirurgicæ. Amstelodami, 1682.

Jonhs. Moyen d'appliquer les vésical. sur le col de l'utérus. Journ. pharm.

Jonstonus (S.). Historiæ naturalis de insectis lib. III. Amstelodami, 1658.

Such (Herm. Paul). De medicamentorum vesicatoriorum agendi modo et usu. Erlang., 1745, auc. Hesse.

K

Kaiser (Ch. F.). Dissertatio de cantharidibus eorumque actione et usu (præside Chr. Fr. Jæger). 1769.

Kemme (Jo. Chr.). De hydrophobia ejusque specifico maiali melœ et proscarabæo. Hal, 1783.

Kemmerer. Empoisonnement par les cantharides. (J. des conn. médico-chirurg. et Bull. de thérapeut., 1844.)

Kircporp. Dissertatio de cantharidibus. 1711. In-4.

Kircher (A.). Scrutinum physico medicum contagiosæ luis quæ dicitur pestis. Lipsiæ, 1659.

Kingston. Cas d'empoisonnement par les cantharides. (J. des connaiss. medico-chirur., 1842.)

— In Edinb. med. and surg. Journ. 1842, jan. Arch. genev. di med. 1842, XIV, 211.

Kirb. Linn. trans., XII, XXII, p. 6.

Klub. Nova acta lap. nat. cur., XII. Spect. Entom. Batel, XLI, p. 10.

KRIEG. Dissertatio de cantharidum et his similium medicamentorum calculis compactis alterandis minus parium virtute. 1741, in-4.

KUBLY. Zeitschr. chem., 1866, p. 447. Journ. Pharm., 1867. V. p. 315.

KUSTER (Jo. Car. Fr.). De rubefacientium et vesicantium usu in variolis. Erf., 1744.

L

LABOULBÈNE. Dictionnaire encyclopédique des sciences médicales. T. 12, p. 190.

LABUS (Pietro). La polvere e la tintura alcoolica di cantaride, e la cantaridina ; loro azione sui tessuti animali e viventi. Esperienze mediche e considerazioni medico-legali. In Gaz. med. Lomb., 1863, p. 85 e seg.

LAILLIER. Stomatite entretenue et aggravée par la poudre de cantharides. Courrier médical, 1872.

LAMARK (de). Extrait du Cours de zoologie du Muséum d'histoire naturelle sur les animaux sans vertèbres. Paris, 1812. In-8.

LANCISIUS. De bovilla peste, part. 3.

LANDERER. Pharm. Zeitschr. f. Russlang. jalvig. III, p. 525.

LANGIUS (D. Johan.). Medicinalium epistolarum miscellanea varia ac rara, etc. Bâle, 1560.

LANTERI. Febris epidemiæque Cunei anno 1774 et 75 grassata est historia. Nicæ, 1776, p. 85.

LANZONI (J.). Op. omnia, 1738, III, 478.

LATIGENES. Hist. des coléop. de France, p. 3 et 4.

LATREILLE. Mémoires de l'Institut. 8 juin 1812. Insect., t. X, p. 401.

LEACH (W. E.). Further observations on the genus meloe, with descriptions of six exotica species. (The transact. of the Linn. Society of London. T. XI, p. 242, pl. XVIII.)

— An Essay on the British species of the genus meloe with descriptions of the exotica species. (Trans. of the Linnean Society of London. T. XI, p. 35, pl. VI.)

LECOMTE (J.). Synopsis of the meloides of the United States. (In Proceedings of the Academy of natural Sciences of Philadelphia, t. VI, 1854.)

LEDUC. Insectes nuisibles à la pharmacie. Journ. Pharm., XII, p. 261.

LEEUWENHOEK (Antonius Van). Arcana naturæ detecta. Delphis Batavorum, 1695.

LEIDY (J.). Recherche sur le siége du principe vésicant des cantharides. (Am Journ. of the medical Sciences, Janv. 1860.)

LEMERY (N.). Dictionnaire ou traité universel des drogues simples. Rotterdam, 1727.

LEPELETIER et SERVILLE. Sitaris. Encyclop. méthod.

LEREBOULLET. Sur les emplâtres vésicants. Journ. de pharm., 1867, VI, p. 359.

LESSER. Théologie des insectes ou démonstration des perfections de Dieu dans tout ce qui concerne les insectes, avec des remarques de M. Lyonnet. Paris, 1745.

LESSONA (Gias.). In Gaz. dell As. sociaz. med., 1855, p. 211.

LETTER. Sur l'emplâtre de cantharides. Journ. d'Anvers et Journ. de Pharm., 1865, I, p. 149.

LEWIS (M.). Connaissance pratique des médicaments les plus salutaires. 3 v. Paris, 1775.

LIBAVIUS (Andreas). Syntagma selectorum undiquaque et perspicue traditorum alchymiæ arcanorum. Francofurti, 1611.

LIEUTAUD. Précis de matière médicale. 2 v. Paris, 1770.

LIMOUSIN LAMOTTE. Journ. de Pharmacie, 1825.

LINDER (J.). De venenis. Lugduni Batavorum, 1708.

LINDESTOPF (J.). De venenis.

LINNÉ. Syst. natur. T. 2., p. 679, n° 3, 1758.

LINNÉ et BACKNER. Noxa insectorum. Upsal, 1752.

LISFRANC. Injection dans la vessie avec la teinture de cantharides. Bull. de thérapeut., 1844.

LISSONDE (Laurent). De la cantharide. Thèse de l'École de pharmacie, mai 1869.

LUBKEN (Chr. Ge, Just. von). De purpura retrograda per vesicatorii ulcus soluta, z. Lubken. Gœtt., 1743.

LUDOVICUS DANIEL. Traité du bon choix des médicaments, commenté par Michel Etmuller. T. II. Lyon, 1710.

— Ejusd. Pharmacia. Amsterdam, 1685.

M

MOREL LAVALLÉE. Comptes rendus de l'Académie des sciences, juillet 1844. *Ibidem* et Bulletin de thérapeutique, 1846. Union médicale, 1847. Archives générales de médecine, 1856.

MOUFET. Theat. insectorum. Londini, 1634.

MOUTINET DE MOISSAC. Union pharmaceutique, 1867, XIII, p. 26.

MULSANT. Histoire des coléoptères de France. Tribu des vésicants. Annal. de la Société linnéenne de Lyon. Année, 1857.

MUYSCHELL. Magaz. für Thierheilk. IX, 407.

MACKAY. Cantharides adulteration of Pharm. journ., 1842, II, p. 11.

MAISCH. American Journ., 1872, p. 273.

MANGETUS (J. J.). Bibliotheca pharmaceutico-medica. Genève, 1703.

MARIGNAC. Gmelin's Handbuch der organischen Chemie, IV, 1862.

MARSEUL (S. A. de). Monographie des Buprestides. T. II, p. 540. L'Abeille, 1865. 1866.

MARTIN (Stanislas). Journ. Pharm., avril 1843.

MARTINIUS VALERIUS VENETUS. Opuscula in quibus de vesicantium et sinapismorum recta administratione. Venetiis, 1636.

MARTZ. Die Lhere von den Gisten. Gœttingen, 1827.

MASSARIA. De abusu medic. vesicantium. Patavii, 1591.

— Ejusd. De abusu vesicantium medicamentorum disputatio secunda apologetica ad librum Herculis Saxoniæ de Phænigmis. Vicentia, 1593.

MASING et DRAGENDORFF. Pharmacist. and Chem. Record, avril 1872, et Americ. Journ. of Pharm., 1872. — Untersuch. aus d. Pharm. Institute Dorpat. — Pharm. Zeitsch. für Russland, 1867. 3 et 161.—Journ. Pharm., 1868, VIII, p. 79. — 1873 (juillet). — Ann. Méhu, 1874, p. 173. — Pharmac. Journ., I, p. 501. — Year Book of Pharm., 1871, p. 381.

MATTHIOLE (P. André), médecin siennois. Les Commentaires sur les six livres de la matière médicinale de Pedacius Dioscoride, Anazarbéen. Traduits du latin en français par M. Antoine du Pinet. Lyon, 1680.

MÉRAT et DELENS. Dictionnaire de matière médicale. T. IV, t. VII.

MERCURIALIS (Hieronym.). De peste, de morbis cutaneis. De morbo infantilium. Lib. II. Bâle. 1577.

METZGER. Græveek's notizen, 1858.

MEYER (A. Cl. Fr.). Tentamen monographiæ generis meloes, p. 32. Gœttingæ, 1793. In-8.

MICHELET (J.). L'Insecte. Paris, 1863.

MILNE EDWARDS. Zoologie. Paris, 1867.

MILLARD et CHAUTARD. Académie des sciences, 13 janvier 1873. Mémoire sur la chlorophylle.

MIOT. Insectes auxiliaires et utiles. 1870.

MISALDUS (A.). Memorabilium, utilium ac jucundorum centuriæ novem. Lutetiæ, 1567.

MITCHELL. Collodion aux cantharides. Amer. Journ. of Pharm., 1872. Ann. Méhu, 1873.

MOORE (Car.). De usu vesicantium in febribus quæ cantharides recipiunt. Edinburg, 1752.

N

NARDO. Nature et mode d'agir des cantharides. (J. des connaiss. médico-chirurg., 1835.)

NERUCCI. Lettere contra il signor Bianchi, p. 192.

NEUMAN. Chimia medica dogmatico experimentalis. Zullechan, 1749.

NEUTWICH. Zeitschrift für Chemie, 1870. J. de Ph. et de Ch., 1873.

NEXTER (Ge. Phil.). De vesicatorum usu. Argentorat, 1704.

NEWPORT. Trans. Soc. Lin. London, 1847.

NOALE (Ant.). In Ann. un. med., 1848, CXXV, 338.

O

OBICII (Hippolyti, Ferrariensis). Iatrastronomicon... adversus vesicantia reprobantes decem decisiones ad Bernard. Cajum, med. celeberrim., in quarum fine addita est epistola ad Sanctorium, etc., etc.

— Responsa ad singula capita Disputationis ejusdem Bernardini Caii de vesicantibus ad eumdem Bernardinum scripta. Vicentiæ, 1618.

ŒGINETA (Paulus). Opera, Venetiis, 1567.

ŒLIANUS. De natura animalium. (Edit. de Fridericus Jacobs.) Iena, 1832.

ŒTTINGER. Préparation de la cantharidine. Pharm. Journ., 1849. IX, p. 437, et Journ. Pharm., XVIII, p. 205.

OLIVIER. Insect., III, p. 46, tab. I, fig. 1.

OLLIVIER (A.). Albuminurie par élimination des substances toxiques. Thèse de Paris, 1863.

OMODEI. Annali universali di medicina, 1835.

ORFILA. Toxicologie. 1852.

ORTLOB (Jo. Fr.). De vesicatoriis. Lipsiæ, 1696.

P

PACCHIONI (A.). De vesicantium in multis morbis noxa.

PALLÉ (P.). Quelques observations sur les empoisonnements par les cantharides. J. de médec. chirurg. et pharm. militaires. Avril 1870.

PALETTA (J. B.). Adversaria chirurgica prima. Milan, 1788.

PALLAS (Voyage de P. S.) en différentes provinces de l'empire de Russie et dans l'Asie septentrionale, traduct. de Gauthier de la Peyronie.

PARACELSUS Bombast ab Hohenheim (Aur. Phil. Théoph.). Opera omnia medico chemico chirurgica. Genevæ, 1658.

PARÉ (Ambroise). Œuvres. (10e édition.) Lyon, 1641.

PARMENTIER. Manière de recueillir les mouches cantharides. J. de la Société de Pharmacie de Paris. T. II, p. 360, 1799.

PASSERINI. Sur l'epicauta verticalis. Rev. zoolog., 1841, p. 354.

PAULI (Jo. Theoph.). Meloas Antilyssicas. Erfurt, 1778.

PEAN. In Madras Medical quarterly journal.

PERCHIOLI. Description d'une nouvelle espèce de sitaris. Ann. Soc. entom. de France, VIII, 1839.

PEREIRA. The elements of materia medica. London, 1857. Vol. II. P. II, p. 750.

PERÈS. Notice des insectes que le pharmacien peut en cas de nécessité substituer aux cantharides. J. de la Société de Paris. T. I, p. 183, 1798.

PEREZ (Isaac). De vesicantibus. L. B., 1742.

PERRIN (E.). Histoire des insectes du pin maritime. T. I.

PETERI. Reize, 1862.

PIGRAY (Pierre). Epitome des preceptes de medecine et de chirurgie avec ample declaration des remèdes propres aux maladies. Rouen, 1681.

PIERIUS (Valerianus Joh.). Hieroglyfica. Lugduni, 1602.

PISO (Homob.). Spicileg. curat. morbor. Patav., 1742, p. 128.

PLANCUS (Janus). Dissertatio de cantharidibus.

PLENCK (J. J.). Toxicologia, seu doctrina de venenis et antidotis. Vienne, 1785.

PLYNII SECUNDI (C.). Naturæ historiarum libri XXXVII, castigationibus Hermolai Barbari. Venetiis, 1518.

PODRECCA (Gius. Leon). In Ann. un. med., 1843. CVIII, 388.

POMET. Liv. XI. Histoire générale des drogues. Paris, 1694.

PORTA (J. B.). Neapolit. Phytognomonia. Francofurti, 1591.

PORTER (D.). Matière médicale chinoise.

POUMET (J.). Recherches sur l'empoisonnement par les cantharides. Thèse de la Faculté et Annales d'hygiène, 1842.

PRANDT (Adam Ignat.). De vesicantibus. Vienne, 1768.

PROBST (J. Pr. J.). Dissertatio de sale volatili cantharidum. In-4. 1759.

PROCTER. Extract. de la canth. par le chloroforme. J. de Ph. XX, p. 428. Ph. Journ. XI, p. 137. J. Pharm., 1851. Ann. journ. of Pharm., nov. 1872, p. 521. Americ. journ. Pharm., 1852. Pharm. journ., XII, p. 287, 1851.

PUCKNIERWSKI. De venenis, præsertim cantharidino, et dis. in Dorpat, 1858.

PULLINI. Action des cantharides et de la cantharidine sur l'économie animale. Gazette médicale, 1835.

PUSEY HALE (G.). Dissertatio inauguralia quædam de cantharidum natura et usu complectens. 1786. In-8.

Q

QUAAS (Benj. Ferd.). De vesicatoriis recte utendis. Lips, 1776.
QUINCY. Dispensaire.

R

RADECKI. Die Cantharidin vergiftung. Inaug. diss. Dorpat., 1866. Ann. Méhu, 1874.
RAMDOR. Abhandl. über die Verdanungswerkzenge der Insekten. Leipsig, 1811.
RAIUS. Historia insectorum.
RAMAZINI. Opera medica et physiologica.
RANCHIN (François) (Œuvres pharmaceutiques de maistre).
RATZEBURG. Die Forstinkten. Berlin, 1837.
RAYER. Catarrhe vésical modifié par la teinture de cantharides. Bullet. de thérapeut., 1831.
REDTENBACHER (L.). Genres de la faune des insectes d'Allemagne, rangés d'après une méthode analytique. 1845.
REDWOOD. Vesicating applicat. Pharm. Journ., I, p. 134-351, 1841.
REICHE. Comptes rendus Ac. des sciences, 1865, p. 1006.
REIS. Fauna Etruscor., I, p. 238.
RENOU (Jean de). Les Œuvres pharmaceutiques, traduct. de Louis de Serres. Lyon, 1673.
RENNARD (Eduard). Das Wirksame Principe in wasseringen destillate der Canthariden. Thèse Dorpat. 1871. J. de Pharm., 1873. Ann. Méhu, 1874, p. 167 et 178.
REUSNERUS (Leorinus N.). Polyanthea. Bâle, 1578.
REYSS (Matth. Ant.). De vesicantibus. Vienne, 1781.
RIGHINI. Tincture of cantharides. P. Journ. III.
ROBERT SEYDELER (von Doctor). Zweite Auflage ubersetzt « die Gifte ». Coln., 1863, II, 559.
ROBERTSON. On the powers of cantharides. Londres, 1866.

ROBIN et LABOULBÈNE. Altérat. des canth. Ann. de la Société entom.
ROHEMAN. Natural historia, 1854, p. 97.
ROZAS (Dr). Revue et Magazine zoolog., 1857.
ROSSI. Fauna Etrusc., I, p. 238.
ROTEMBERG. Pharm. Zeitschr. f. Russland, 1872, et Arch. der Pharm. Mars 1873. Ann. Méhu, 1874.
ROTHER. Pharmacist. and chem. Record, 1872. J. Ph. et Chim. Janv. 1873.
ROXBURG (Dr). Austrian medical journ., mars 1871.
ROYALE (Dr). Antiquity of Hind medicini.
RUMPEL (Lud. Frid. Euseb.). D. cantharidibus earumque tam interno quam externo in medicina usu. Erfurt, 1767.
RUST. Magazin für die gesammte Heilkunde. Berlin, 1816, I, 147.

S

SALA (Angelus). De alimentis, cap. 2, p. 8.
SAMUEL (N.). De vesicantium usu in morbis pectoris. Dunb., 1740.
SANTANELLUS. Lucubrationes physico-mecanicæ.
SAUMAISE. Proleg. in Homonym. Hyl. lat., p. 3.
SAXONIA (H.). Dissert. de pleznignis, vulgo vesicantibus. Padova, 1591.
SAY. Journ. of natur. sc., III, p. 300. Say's entomology, III, p. 168.
SCHÆDT. Vesicat. rapid. med. of producing. Ph. Journ., VI, p. 376.
SCHARFFIUS (Benj.). Tractatus de natura venenorum in genere. Ienæ, 1668.
SCHLECHTLEUTNER. De viribus et usu cantharidum. Vienne, 1783.
SCHÆFFER (J. Chr.). Der Weichschaalige Cronen und Kaulenkaser (in Seine abhandl. von Insecten. T. II, p. 289-312.
— Abbildung und Beschreibung der magemonrons Käfen als eines Zwerlassigen hulfsmutells wida den tollen undabiss. 1778, in-4°, p. 20.
SCHÆFFERS. Sur les Meloes. 1778.
SCHONHER. Syn. Insect., III, p. 34.
SCHMIDT. Rech. de chim. phys. sur

les invertébrés. Journ. Pharm., 1845, VIII, p. 477.

SCHMIDT's. Jahrb., 1865, CXXVI, 282.

SCHRANK. Enumeratio insectorum Austriæ indigenorum. Augustæ Vindelicorum, 1781.

SCHROFF. Zeitschrift d. Gesellsch. d'Aertzte zu Wien, 1855. XI, p. 488.

SCHROFF. Pharmacognosie. Wiez, 1869, p. 602.

SCHUBARTH. Beiträge zur näheren Kenntniss der Wirgungsart der Arzneimittel und gifte. In : *Horn*, Archiv. für mediz. Erfahrung, 1824, p. 59.

SCHUMACHER. Eine Wergiftung durch Canthariden. In Wien. med. Wochensch., 1864, p. 45-47. Canstatt's Jahresber. 1865, VII, 10.

SCHUMAKER. Wiener medicin.

SCHWARTS (Carol. Trang.). De hydrophobia ejusque specifico meloe maiali et proscarabæo. Leipsick.

SCHWERIN (Em.). Ein Fall von Vergiftung durch collodium cantharidatum. In Berl. Klin. Wochenschr., 1873, p. 526.

SCHWILGUE. Mat. med. 1778.

SCRIBONIUS LARGUS. Compositiones medicamentorum. Argentorati, 1786.

SCROFF. Ueber Cantharidin und sein Werhaltniss zu den spanischen Fliegen. In Zeitschr. der Gesellsch. der Aerzte zu Wien, Jahrg. VII, VIII, 1855, p. 480, 500. Pharmacologie. Wien, 1868, p. 383.

SEDGWICK. Medical times and. gaz., dec. 1864. Schmidt's Jahrb., 1865.

SEDGWICK (W.). Med. times and gaz., 1864, dec. 10.

SEDLITZ. Guérison prompte des plaies des vésicat. Journ. Pharm., v. p. 317.

SEILER. In : *Franck* Magazin für Arzneimittellehre und Toxicologie. Leipsig, II, 53.

SERAPION. Arabis de simplicibus medicinius. Strasbourg, 1531.

SHUBART. Archiv. für medizinisch.

SIEBOLD (Ch. Th.) et STANNIUS. Lehrb. der vergl. Anatomie. Berlin, 1845.

SIGMUND. Arch. für patholog. Anatom. und Physiol. von R. Wirchow, 1853.

SILBERMAN. Rev. entomolog.

SILVATICUS (Matthœus.) Pandectæ medicinæ. Lugduni, 1541.

SMITH. Emplastrum Cantharidis. Pharm. Journ., I, p. 171.

SOUTHALL. Canth. injurious effects of the vapour, of Pharm. journ., 1843, II, p. 665.

SPIELMANN (Jacq. Reinboldi). Institutiones materiæ medicæ. Argentorati, 1784.

SPIELMAN et WEILER. De animalibus nocivis Alsatiæ. Strasbourg, 1768.

SQUIBB. Proceedings of the American. Pharm. Associat., 1871, p. 457, et Ann. Méhu, 1874.

STALPARTIUS Vander Wiel (Corn.). Observationum rariorum medicin. chirurg. Anatomie. Cent. prior. 1687.

STENZELIUS. Toxicologia de cantharidibus prosperæ adverseque auctoribus valetudinis. Vit., 1740.

— De cantharidibus et his similibus medicamentis calculis compactis atterendis minus parium virtute. Vit., 1741.

— De externo cantharidum usu imprudentum prudentumque medicorum asylo. Vit., 1743.

— De cantharidibus et similibus quæ aphrodisiaca vocantur medicamentis, veneri inimicis amicisque. Vit., 1747.

STEPHANI (Joannis). In Hippocratis Coi libellum de virginum morbis commentarius. Accessere medico philosophica epistolia, carmina, sententia de vesicantibus et medica consilia. Venetiis, 1635.

STILLE. Venereal excitements isa symptom of rare occeurence even in fatal cases of poisoning by spanish flies. Therapeutic and materia medica. Philadelphia, 1860, I, 419.

STOCKAR DE NEUFORN (Jean Conrad). De usu cantharidum interno. Schaffouse, 1781.

STÆDELER. Sur la chitine. Journ. Pharm., XXXVI, p. 229.

STRECKER. Sehbuch der chemie, 1857.

SULTZER. Abgek Geschich. de Insekt. Winterthur, 1776.

SYLVIUS (Jacob). Opera medica. Genevæ, 1635.

T

TADINI (Franc.). Analisi della proprieta delle cantharidi. Novara, 1840, p. 38. *Idem*, p. 40.

TAIT. Administration de la teinture de cantharides, in Lancet. Mai 1851.

TARDIEU. Études médico-légales sur les empoisonnements. Paris, 1867.

TARGIONI (Tozzetti G.). De usu cantharidum in hydrope (Prima raccolta di ozzervazioni, in-8).

TAUSCHER (A.). Enumeratio et descriptio insectorum e famil. cantharidiarum quæ in Russia observavit. (Société des natural. de Moscou.) Moscou, 1812.

TAUVRY (D.). Traité des médicaments et de la manière de s'en servir pour la guérison des maladies. Paris, 1722.

TAYLOR. On poisons. 1859.

TAYLOR. Die giste deutsch von D. Seydeler. 1862.

TACCHINI (Bonfanti Antonio). Lent. avvelenamento con cantharidi. In : gaz. med. Lom. appendice medico leg., 1863, p. 397.

TERILLI (Dominici Veneti). De vesicantium recto usu ac utilitatibus, munificisque in praxi eorum fructibus. Venetiis, 1607.

THE TECHNOLOGIST. T. I, p. 231, 1861. Insect. medicines.

THIERRY. Journ. Pharm., 1835.

THONERY. Du charbon comme antidote des canth. Journ. Pharm., X, p. 38.

THOUVENEL. Mémoire médico-chimique sur les vertus et les principes des substances animales médicamenteuses, qui a remporté les prix en 1778 au jugement de l'Académie royale de Bordeaux.

THUNBERG. Remedia epispastica. Upsaliæ, 1804.

TICHBORNE. Vesicating collodions. Pharmaceut. collodions. Ph. Journ., 1861, III, p. 506. Delection cantharidine. Pharm. Journ., 1862, IV, p. 470.

TIGNY. Histor. natural., VII, p. 429.

TIMMERMANN. De vesicantium locis. Rint., 1771, rec. T. I. Baldinger Collect.

TORRE (Gaetano). In Atti della IV. Riun. degli scienziati italiani. Padova, 1843, p. 53.

TOTI DI FOJANO. L'efficacia delle cantharidi novamente sperimentata per l'uso interno. Pise, 1793, p. 52 à 56.

TOURNAY (J. And.). An rheumatismo vesicantia? Nancy, 1779, v. Alex. Gerard. aff.

TOURNEFORT. Materia medica, lib. I, cap. 13.

TRANSACTIONS philosophiques. Volume V.

TROMMSDORFF. Pharm. Journ. XIV, p. 226.

TROUSSEAU et PIDOUX. Traité de thérapeutique. 8e édition, 1868, 1869.

TROUSSEL. Act. des cantharides sur la vessie. Journ. Pharm., X, p. 38.

U

USENBENZ (Phil. Lud.). De vesicatoriis eorumque salubri et noxio usu in medendis morbis. Hal. 1785.

V

VALLISNERI. Comment. in Hippocrat. de victu maculis. Ozzervazioni sopra la cantaride.

VALMONT DE BOMARE. Dictionnaire raisonné universel d'histoire naturelle, contenant l'histoire des animaux, des végétaux et des minéraux, etc. Paris, 1775.

VAUGHAN. Remarkable effects of Cantharides. T. I, p. 300, in memor. of the medic. Societ. of London.

VATER (Abr.). De vesicatoriorum ad domandas febres malignas virtute. Vit., 1742.

VEGETIUS. Veterinar. Lib. III, cap. 15.

VENENCIE (P. G.). Dissertation sur l'emploi des vésicatoires dans les fièvres ataxiques. Paris, 1863.

VERATTUS (J.). Com. Acad. Bonon. T. II, p. 11.

VIGANI. Medulla chymiæ.

VILLANOVANUS (Arnaldus), philosophus et medicus summus. Opera omnia. Basileæ, 1585.

VILLERS (de). C. L'n. Entom.

VINCENT et FONSSAGRIVES. Note sur les mylabres ponctués et pustulés. Brest, 1854.

VIREY (J. J.). Histoire des mœurs et de l'instinct des animaux. Paris, 1822.

— Traité de Pharmacie théorique et pratique.

VOGEL (Rud. Aug.) De tuto et eximis vesicatorium usu in acutis. Gœtt., 1768. V. Jo. Mart. Strov. Gœtt Anz., 128, s. 1768. Weber Anz. B. I.

— Dissertatio de venenorum quorundam virtute medica, imprimis Cantharidum ad morsum animalium rabidorum præstantia. 1762, in-4.

VOIGTEL. Vollstandiges system der Arzneymittellehre. Leipsig, 1817, II, 2, abth. 15.

YOUNER. Dissertatio de epispasticis et præcipue de Cantharidum usu. Lovanii, 1781.

W

WALKER (D.). Madras Quaterly medical journ., III, p. 98.

WARNER. Ebendaselbst. 1857, VI, p. 86.

WATERHOUSE. Transact. of the Entomologic Society.

WEDEL (G. W.). De cantharidibus. Ienæ, 1717.

WERLHOFF. Opera medica. Hannov., 1775, p. III, p. 609.

WERNHER. Untersuchungen über den Einfluss der cantharidin auf thierische gewebe und den Organismus. Giessen, 1860.

WESTWOOD. Introd. à la classif. des insectes.

WIDMER. Wirkung der Arzneimittel und gifte. 1837.

WINOT. In : Hufeland, journ. der prakt. Arzneikunde, 1797, V, 391.

WITTSTEIN. Nerteyshechr. f. pr. Pharm. II, p. 322, et VI, p. 87.

WHITAKER (G.). Dissertatio inauguralis de cantharidibus, 1718. In-4.

WOHLER, LIEBIG, KOPPE. Annalen der Chem. und Pharm., 1853, LXXXI, p. 317.

WOOD (H. C.). A Treatise on therapeutic comprising materia medica and toxicology. Philadelphia, 1874, p. 479.

WOLFGANGUS WEDELIUS (G.). De medicamentorum compositione extemporanea. Ienæ, 1678.

WOLFGANGUS FRANZICUS. Historia animalium sacra. Amstelodami, 1665.

Y

YONGE (J. J.). The internal use of Cantharides (Philos. trans., IV, n° 280, p. 210).

Z

ZIER. Sur le développement des cantharides. Bullet. des sciences naturelles et de géologie. Année 1830.

ZOBEL (Jo. Ad. Frid.). De modo agendi atque effectu vesicatoriorum in corpore humano. Argent., 1751.

ZVINGERUS (Theo.). Bâle, 1722. Specimen materiæ medicæ.

Journaux scientifiques.

Abeille médicale, XIII° année, 1856, p. 9.

Annales de chimie, XXXIV, p. 190. Accoup. non naturel d'une cantharide.

Bulletin médical militaire, mai 1867. Empoisonnement par les cantharides.

Gaceta medica de Mexico, II, n° 15, 1866.

Journal de pharm. et de chimie, 1866, IV, p. 54, Mixture cantharidée; 1872, IV. Vésicants chinois.

Journal Acad. nat. scient., II, p. 300. Du cantharis metalii.

Journal de Philadelphie, 1821.

Moniteur officiel de Pondichéry, mars 1855.

Pharmaceutical Journal, 1859, I, p. 150 et 388. Cantharid. poisoning.

— 1861, III, p. 191, et 1862, IV, p. 136. Unlawful administr. of canth.

— 1871, juin. Vésicants chinois.

Pharmacopée de l'Inde.

Revista pharmaceutica of Buenos-Ayres, 1865.

Lo Sperimentale Tosc., 7, 8, 9, 10, 1874.

TABLE DES MATIÈRES

Paris. — Typ. Pillet et Dumoulin, 5, rue des Grands-Augustins.

www.ingramcontent.com/pod-product-compliance
Lightning Source LLC
LaVergne TN
LVHW021702060726
842527LV00003B/975